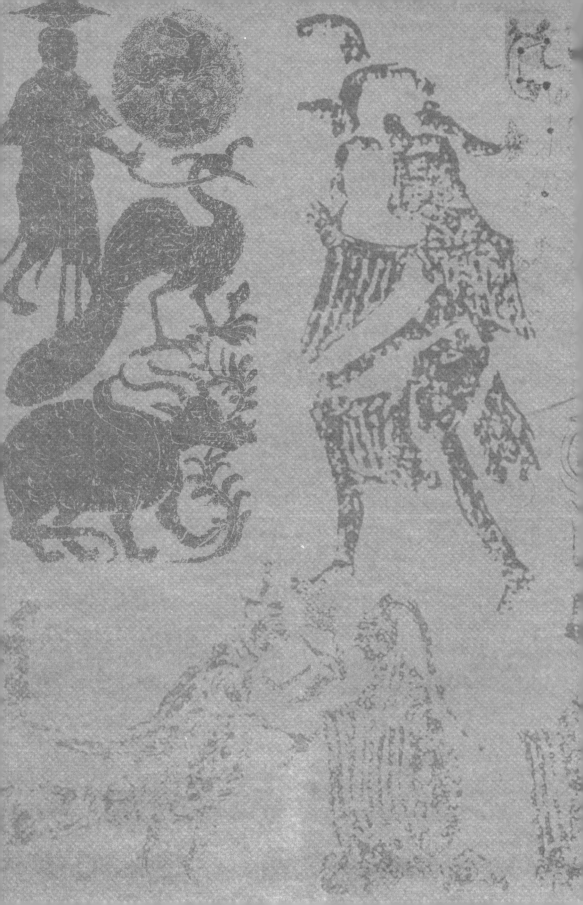

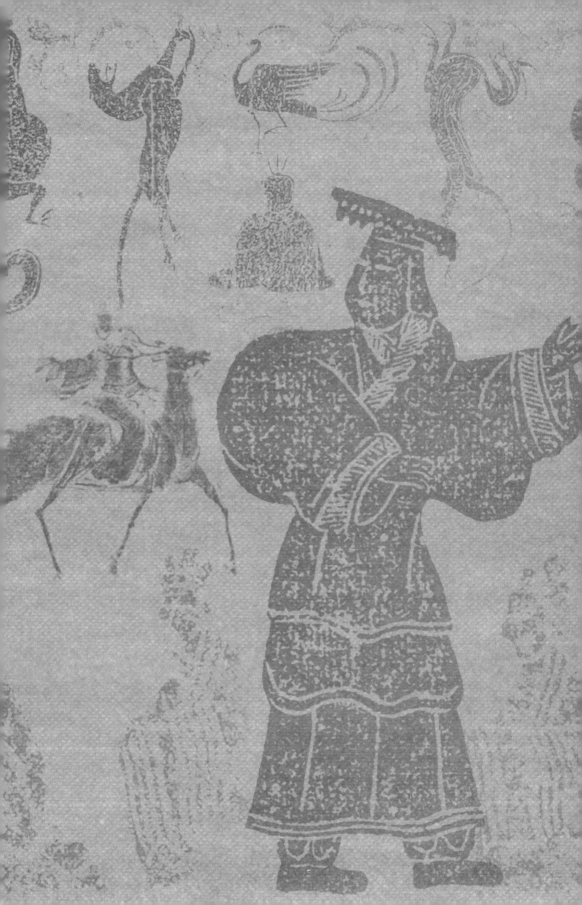

中国古医籍整理丛书

脉诀刊误集解

元·戴起宗　撰

明·汪机　补订

胡方林　刘仙菊　王　方　校注

中国中医药出版社

·北京·

图书在版编目（CIP）数据

脉诀刊误集解／（元）戴起宗撰；（明）汪机补订；胡方林，
刘仙菊，王方校注 . —北京：中国中医药出版社，2016.11
（中国古医籍整理丛书）
ISBN 978 - 7 - 5132 - 3418 - 4

Ⅰ. ①脉… Ⅱ. ①戴… ②汪… ③胡… ④刘… ⑤王…
Ⅲ. ①脉诀—中国—元代 Ⅳ. ①R241.13

中国版本图书馆 CIP 数据核字（2016）第 110337 号

中 国 中 医 药 出 版 社 出 版
北京市朝阳区北三环东路 28 号易亨大厦 16 层
邮政编码 100013
传真 010 64405750
保定市中画美凯印刷有限公司印刷
各地新华书店经销
*
开本 710×1000 1/16 印张 12.5 字数 86 千字
2016 年 11 月第 1 版 2016 年 11 月第 1 次印刷
书 号 ISBN 978 - 7 - 5132 - 3418 - 4
*
定价 38.00 元
网址 www.cptcm.com

如有印装质量问题请与本社出版部调换
版权专有 侵权必究
社长热线 010 64405720
购书热线 010 64065415 010 64065413
微信服务号 zgzyycbs
书店网址 csln.net/qksd/
官方微博 http://e.weibo.com/cptcm
淘宝天猫网址 http://zgzyycbs.tmall.com

国家中医药管理局
中医药古籍保护与利用能力建设项目
组织工作委员会

主 任 委 员 王国强

副 主 任 委 员 王志勇　李大宁

执 行 主 任 委 员 曹洪欣　苏钢强　王国辰　欧阳兵

执行副主任委员 李　昱　武　东　李秀明　张成博

委　　　　员

各省市项目组分管领导和主要专家

（山东省）武继彪　欧阳兵　张成博　贾青顺

（江苏省）吴勉华　周仲瑛　段金廒　胡　烈

（上海市）张怀琼　季　光　严世芸　段逸山

（福建省）阮诗玮　陈立典　李灿东　纪立金

（浙江省）徐伟伟　范永升　柴可群　盛增秀

（陕西省）黄立勋　呼　燕　魏少阳　苏荣彪

（河南省）夏祖昌　刘文第　韩新峰　许敬生

（辽宁省）杨关林　康廷国　石　岩　李德新

（四川省）杨殿兴　梁繁荣　余曙光　张　毅

各项目组负责人

王振国（山东省）　　王旭东（江苏省）　　张如青（上海市）

李灿东（福建省）　　陈勇毅（浙江省）　　焦振廉（陕西省）

蔡永敏（河南省）　　鞠宝兆（辽宁省）　　和中浚（四川省）

项目专家组

顾　问	马继兴	张灿玾	李经纬		
组　长	余瀛鳌				
成　员	李致忠	钱超尘	段逸山	严世芸	鲁兆麟
	郑金生	林端宜	欧阳兵	高文柱	柳长华
	王振国	王旭东	崔　蒙	严季澜	黄龙祥
	陈勇毅	张志清			

项目办公室（组织工作委员会办公室）

主　任	王振国	王思成			
副主任	王振宇	刘群峰	陈榕虎	杨振宁	朱毓梅
	刘更生	华中健			
成　员	陈丽娜	邱　岳	王　庆	王　鹏	王春燕
	郭瑞华	宋咏梅	周　扬	范　磊	张永泰
	罗海鹰	王　爽	王　捷	贺晓路	熊智波
秘　书	张丰聪				

前 言

　　中医药古籍是传承中华优秀文化的重要载体，也是中医学传承数千年的知识宝库，凝聚着中华民族特有的精神价值、思维方法、生命理论和医疗经验，不仅对于传承中医学术具有重要的历史价值，更是现代中医药科技创新和学术进步的源头和根基。保护和利用好中医药古籍，是弘扬中国优秀传统文化、传承中医学术的必由之路，事关中医药事业发展全局。

　　1949 年以来，在政府的大力支持和推动下，开展了系统的中医药古籍整理研究。1958 年，国务院科学规划委员会古籍整理出版规划小组在北京成立，负责指导全国的古籍整理出版工作。1982 年，国务院古籍整理出版规划小组召开全国古籍整理出版规划会议，制定了《古籍整理出版规划（1982—1990）》，卫生部先后下达了两批 200 余种中医古籍整理任务，掀起了中医古籍整理研究的新高潮，对中医文化与学术的弘扬、传承和发展，发挥了极其重要的作用，产生了不可估量的深远影响。

　　2007 年《国务院办公厅关于进一步加强古籍保护工作的意见》明确提出进一步加强古籍整理、出版和研究利用，以及

"保护为主、抢救第一、合理利用、加强管理"的方针。2009年《国务院关于扶持和促进中医药事业发展的若干意见》指出，要"开展中医药古籍普查登记，建立综合信息数据库和珍贵古籍名录，加强整理、出版、研究和利用"。《中医药创新发展规划纲要（2006—2020)》强调继承与创新并重，推动中医药传承与创新发展。

2003~2010年，国家财政多次立项支持中国中医科学院开展针对性中医药古籍抢救保护工作，在中国中医科学院图书馆设立全国唯一的行业古籍保护中心，影印抢救濒危珍本、孤本中医古籍1640余种；整理发布《中国中医古籍总目》；遴选351种孤本收入《中医古籍孤本大全》影印出版；开展了海外中医古籍目录调研和孤本回归工作，收集了11个国家和2个地区137个图书馆的240余种书目，基本摸清流失海外的中医古籍现状，确定国内失传的中医药古籍共有220种，复制出版海外所藏中医药古籍133种。2010年，国家财政部、国家中医药管理局设立"中医药古籍保护与利用能力建设项目"，资助整理400余种中医药古籍，并着眼于加强中医药古籍保护和研究机构建设，培养中医古籍整理研究的后备人才，全面提高中医药古籍保护与利用能力。

在此，国家中医药管理局成立了中医药古籍保护和利用专家组和项目办公室，专家组负责项目指导、咨询、质量把关，项目办公室负责实施过程的统筹协调。专家组成员对古籍整理研究具有丰富的经验，有的专家从事古籍整理研究长达70余年，深知中医药古籍整理研究的重要性、艰巨性与复杂性，履行职责认真务实。专家组从书目确定、版本选择、点校、注释等各方面，为项目实施提供了强有力的专业指导。老一辈专家的学术水平和智慧，是项目成功的重要保证。项目承担单位山东中医药大学、南京中医药大学、上海中医药大学、福建中医药大学、浙江省中医药研究院、陕西省中医药研究院、河南省中医药研究院、辽宁中医药大学、成都中医药大学及所在省市中医药管理部门精心组织，充分发挥区域间互补协作的优势，并得到承担项目出版工作的中国中医药出版社大力配合，全面推进中医药古籍保护与利用网络体系的构建和人才队伍建设，使一批有志于中医学术传承与古籍整理工作的人才凝聚在一起，研究队伍日益壮大，研究水平不断提高。

本着"抢救、保护、发掘、利用"的理念，该项目重点选择近60年未曾出版的重要古医籍，综合考虑所选古籍的保护价值、学术价值和实用价值。400余种中医药古籍涵盖了医经、基础理论、诊法、伤寒金匮、温病、本草、方书、内科、外科、女科、儿科、伤科、眼科、咽喉口齿、针灸推拿、养生、医案医话医论、医史、临证综合等门类，跨越唐、宋、金元、明以迄清末。全部古籍均按照项目办公室组织完成的行业标准《中医古籍整理规范》及《中医药古籍整理细则》进行整理校注，绝大多数中医药古籍是第一次校注出版，一批孤本、稿本、抄本更是首次整理面世。对一些重要学术问题的研究成果，则集中收录于各书的"校注说明"或"校注后记"中。

"既出书又出人"是本项目追求的目标。近年来，中医药古籍整理工作形势严峻，老一辈逐渐退出，新一代普遍存在整理研究古籍的经验不足、专业思想不坚定等问题，使中医古籍整理面临人才流失严重、青黄不接的局面。通过本项目实施，搭建平台，完善机制，培养队伍，提升能力，经过近5年的建设，锻炼了一批优秀人才，老中青三代齐聚一堂，有效地稳定了研究队伍，为中医药古籍整理工作的开展和中医文化与学术的传承提供必备的知识和人才储备。

本项目的实施与《中国古医籍整理丛书》的出版，对于加强中医药古籍文献研究队伍建设、建立古籍研究平台，提高古籍整理水平均具有积极的推动作用，对弘扬我国优秀传统文化，推进中医药继承创新，进一步发挥中医药服务民众的养生保健与防病治病作用将产生深远影响。

第九届、第十届全国人大常委会副委员长许嘉璐先生，国家卫生计生委副主任、国家中医药管理局局长、中华中医药学会会长王国强先生，我国著名医史文献专家、中国中医科学院马继兴先生在百忙之中为丛书作序，我们深表敬意和感谢。

由于参与校注整理工作的人员较多，水平不一，诸多方面尚未臻完善，希望专家、读者不吝赐教。

国家中医药管理局中医药古籍保护与利用能力建设项目办公室

二〇一四年十二月

许 序

　　"中医"之名立，迄今不逾百年，所以冠以"中"字者，以别于"洋"与"西"也。慎思之，明辨之，斯名之出，无奈耳，或亦时人不甘泯没而特标其犹在之举也。

　　前此，祖传医术（今世方称为"学"）绵延数千载，救民无数；华夏屡遭时疫，皆仰之以度困厄。中华民族之未如印第安遭染殖民者所携疾病而族灭者，中医之功也。

　　医兴则国兴，国强则医强。百年运衰，岂但国土肢解，五千年文明亦不得全，非遭泯灭，即蒙冤扭曲。西方医学以其捷便速效，始则为传教之利器，继则以"科学"之冕畅行于中华。中医虽为内外所夹击，斥之为蒙昧，为伪医，然四亿同胞衣食不保，得获西医之益者甚寡，中医犹为人民之所赖。虽然，中国医学日益陵替，乃不可免，势使之然也。呜呼！覆巢之下安有完卵？

　　嗣后，国家新生，中医旋即得以重振，与西医并举，探寻结合之路。今也，中华诸多文化，自民俗、礼仪、工艺、戏曲、历史、文学，以至伦理、信仰，皆渐复起，中国医学之兴乃属必然。

迄今中医犹为国家医疗系统之辅，城市尤甚。何哉？盖一则西医赖声、光、电技术而于20世纪发展极速，中医则难见其进。二则国人惊羡西医之"立竿见影"，遂以为其事事胜于中医。然西医已自觉将入绝境：其若干医法正负效应相若，甚或负远逾于正；研究医理者，渐知人乃一整体，心、身非如中世纪所认定为二对立物，且人体亦非宇宙之中心，仅为其一小单位，与宇宙万象万物息息相关。认识至此，其已向中国医学之理念"靠拢"矣，虽彼未必知中国医学何如也。唯其不知中国医理何如，纯由其实践而有所悟，益以证中国之认识人体不为伪，亦不为玄虚。然国人知此趋向者，几人？

国医欲再现宋明清高峰，成国中主流医学，则一须继承，一须创新。继承则必深研原典，激清汰浊，复吸纳西医及我藏、蒙、维、回、苗、彝诸民族医术之精华；创新之道，在于今之科技，既用其器，亦参照其道，反思己之医理，审问之，笃行之，深化之，普及之，于普及中认知人体及环境古今之异，以建成当代国医理论。欲达于斯境，或需百年欤？予恐西医既已醒悟，若加力吸收中医精粹，促中医西医深度结合，形成21世纪之新医学，届时"制高点"将在何方？国人于此转折之机，能不忧虑而奋力乎？

予所谓深研之原典，非指一二习见之书、千古权威之作；就医界整体言之，所传所承自应为医籍之全部。盖后世名医所著，乃其秉诸前人所述，总结终生行医用药经验所得，自当已成今世、后世之要籍。

盛世修典，信然。盖典籍得修，方可言传言承。虽前此50余载已启医籍整理、出版之役，惜旋即中辍。阅20载再兴整理、出版之潮，世所罕见之要籍千余部陆续问世，洋洋大观。

今复有"中医药古籍保护与利用能力建设"之工程，集九省市专家，历经五载，董理出版自唐迄清医籍，都400余种，凡中医之基础医理、伤寒、温病及各科诊治、医案医话、推拿本草，俱涵盖之。

噫！璐既知此，能不胜其悦乎？汇集刻印医籍，自古有之，然孰与今世之盛且精也！自今而后，中国医家及患者，得览斯典，当于前人益敬而畏之矣。中华民族之屡经灾难而益蕃，乃至未来之永续，端赖之也，自今以往岂可不后出转精乎？典籍既蜂出矣，余则有望于来者。

谨序。

第九届、十届全国人大常委会副委员长

许嘉璐

二〇一四年冬

王 序

中医学是中华民族在长期生产生活实践中，在与疾病作斗争中逐步形成并不断丰富发展的医学科学，是中国古代科学的瑰宝，为中华民族的繁衍昌盛作出了巨大贡献，对世界文明进步产生了积极影响。时至今日，中医学作为我国医学的特色和重要医药卫生资源，与西医学相互补充、相互促进、协调发展，共同担负着维护和促进人民健康的任务，已成为我国医药卫生事业的重要特征和显著优势。

中医药古籍在存世的中华古籍中占有相当重要的比重，不仅是中医学术传承数千年最为重要的知识载体，也是中医为中华民族繁衍昌盛发挥重要作用的历史见证。中医药典籍不仅承载着中医的学术经验，而且蕴含着中华民族优秀的思想文化，凝聚着中华民族的聪明智慧，是祖先留给我们的宝贵物质财富和精神财富。加强对中医药古籍的保护与利用，既是中医学发展的需要，也是传承中华文化的迫切要求，更是历史赋予我们的责任。

2010 年，国家中医药管理局启动了中医药古籍保护与利用能力建设项目。这既是传承中医药的重要工程，也是弘扬优秀民族文化的重要举措，不仅能够全面推进中医药的有效继承和创新发展，为维护人民健康做出贡献，也能够彰显中华民族的璀璨文化，为实现中华民族伟大复兴的中国梦作出贡献。

　　相信这项工作一定能造福当今，嘉惠后世，福泽绵长。

国家卫生和计划生育委员会副主任

国家中医药管理局局长

中华中医药学会会长

王国强

二〇一四年十二月

马 序

　　新中国成立以来，党和国家高度重视中医药事业发展，重视古籍的保护、整理和研究工作。自1958年始，国务院先后成立了三届古籍整理出版规划小组，分别由齐燕铭、李一氓、匡亚明担任组长，主持制订了《整理和出版古籍十年规划（1962—1972）》《古籍整理出版规划（1982—1990）》《中国古籍整理出版十年规划和"八五"计划（1991—2000）》等，而第三次规划中医药古籍整理即纳入其中。1982年9月，卫生部下发《1982—1990年中医古籍整理出版规划》，1983年1月，中医古籍整理出版办公室正式成立，保证了中医古籍整理出版规划的实施。2002年2月，《国家古籍整理出版"十五"（2001—2005）重点规划》经新闻出版署和全国古籍整理出版规划领导小组批准，颁布实施。其后，又陆续制定了国家古籍整理出版"十一五"和"十二五"重点规划。国家财政多次立项支持中国中医科学院开展针对性中医药古籍抢救保护工作，文化部在中国中医科学院图书馆专门设立全国唯一的行业古籍保护中心，国家先后投入中医药古籍保护专项经费超过3000万元，影印抢救濒危珍、善、孤本中医古籍 1640 余种，开展了海外中医古籍目录调研和孤本回归工作。2010 年，国家财政部、国家中医药管理局安排国家公共卫生专项资金，设立了"中医药古籍保护与利用能力建设项目"，这是继 1982～1986 年第一批、第二批重要中医药古籍整理之后的又一次大规模古籍整理工程，重点整理新中国成立后未曾出版的重要古籍，目标是形成并普及规范的通行本、传世本。

为保证项目的顺利实施，项目组特别成立了专家组，承担咨询和技术指导，以及古籍出版之前的审定工作。专家组中的许多成员虽逾古稀之年，但老骥伏枥，孜孜不倦，不仅对项目进行宏观指导和质量把关，更重要的是通过古籍整理，以老带新，言传身教，培养一批中医药古籍整理研究的后备人才，促进了中医药古籍保护和研究机构建设，全面提升了我国中医药古籍保护与利用能力。

作为项目组顾问之一，我深感中医药古籍保护、抢救与整理工作的重要性和紧迫性，也深知传承中医药古籍整理经验任重而道远。令人欣慰的是，在项目实施过程中，我看到了老中青三代的紧密衔接，看到了大家的坚持和努力，看到了年轻一代的成长。相信中医药古籍整理工作的将来会越来越好，中医药学的发展会越来越好。

欣喜之余，以是为序。

中国中医科学院研究员

马继兴

二〇一四年十二月

校注说明

本书为元·戴起宗所撰脉学著作，后经明·汪机于1523 年予以补订，并将所集诸家脉书要语及自撰《矫世惑脉论》附录于后。本书实为戴、汪两人著作的合刊。

戴氏原著当时未得广泛流传，元末朱升于"乙巳秋（1365）得之于金陵郝安常伯，即借而传抄之。慨于光阴有限，故不及全而节其要"。朱氏后人秘而藏之，不轻易示人，朱升的节抄本也长期不得刊行。明代新安医学奠基人汪机闻之后，"备重赏，不远数百里往拜其门，手录以归"，然后"补其缺而正其讹，又取诸家脉书要语及予所撰《矫世惑脉论》附录于后，以扩《刊误》未尽之旨"。书成后，因乏资未即刊行，"藏之巾笥"有年。嘉靖元年（1522）得到程师鲁的帮助，由吴子用捐资而付剞劂。结合《中医图书联合目录》和网络资源在国内图书馆进行版本考查和底本选择，目前早期的"嘉靖本"及稍后的明万历二十四年（1596）刻本均难以寻找，故本次整理以明崇祯六年（1633）汪邦铎重刻本作为底本。汪邦铎为汪机嫡孙，汪邦铎重刻本距初刻之时近百年，字迹清楚，为本书早期刊本。以清光绪十七年（1891）池阳周学海刻《周氏医学丛书》本（简称"周本"）为主校本，以日本宽永九年刻本（简称"日刻本"）为参校本。

校注原则如下：

1. 戴氏在刊误之时为存其原貌，对《脉诀》并未直接删减，而是用黑圈标记，"不删者，存其旧也。用墨圈者，当删者也。辨其下者，使人皆知其非，不复为旧文所惑，不删之删也。"本次整理，对于原版中的黑圈阴文，改用抹灰背景加框以明之，如"[某]"；戴氏论述文字以宋体字排版；底本小字按语用宋体排印；汪氏所集诸家脉书要语以黑体排版；自撰《矫世惑脉论》以宋体字排版；汪氏增补按语以宋体排版。

2.《脉诀》中的歌诀部分，以诗歌形式单行排印。

3. 原书中的"○"号，为分段标记，今均作另起一段处理。

4. 原书目录在每卷之前，今一并辑出，置于正文之前。

5. 用现代标点法对原书进行标点。

6. 原书中的繁体字，均改为规范简化字。凡因写刻致误的明显错别字，予以径改，不出校记。异体字、古字径改为现代通行规范字，不出校记，如"痹"改为"痹"、"叅"改为"参"、"齐"改为"脐"等。通假字，保留原字，出注说明。对个别冷僻字词加以注音和解释。

7. 采用"四校合参"法，对底本和校本之间的差异情况，均出校记说明。原文有部分脱落者，则据校本抄录，并出校。

8. 原书每卷卷首之题记，如卷上卷首有"龙兴路儒学教授戴起宗同父 学，翰林侍讲学士休宁朱升允升 节抄；祁门朴墅汪机省之 补订；许忠诚之 校录；嫡孙邦铎振玉 镌"；卷下有"祁门朴墅汪机 补订"，今一并删去，不出注。

序

医流鲜读王氏《脉经》，而偏熟于《脉诀》。《诀》盖庸下人所撰，其疏谬也奚怪哉？戴同父儒者也，而究心于医书，刊《脉诀》之误，又集古医经及诸家说为之解。予谓此儿童之谣，俚俗之语，何足壬以辱通人点窜之笔。况解书为其高深玄奥，不得不借易晓之辞以明难明之义也。今歌诀浅近，夫人能知之，而反援引高深玄奥者为证，则是以所难明解所易晓，得无类奏九韶三夏①之音，以聪折杨皇花②之耳乎？同父曰：此歌诚浅近，然医流仅知习此而已。窃虑因其书之误，而遂以误人也。行而见迷途之人，其能已于一呼哉。予察同父之言，盖仁人之用心。如

---

① 九韶三夏：上古乐曲名，泛指高雅乐曲。九韶，虞舜时代乐舞名，又名"大韶""箫韶"。传说是上古乐师夔所作，演出时"凤凰来仪，百兽率舞"（《书》）。三夏，舜禹时期古乐，为《肆夏》《韶夏》《纳夏》的总称。《周礼·春官·钟师》郑玄注："四方宾来，奏《纳夏》"；《周礼·春官·大司乐》："尸出入则令奏《肆夏》，牲出入则令奏《昭夏》。"

② 折杨皇花：两首民间俗曲名。语出《庄子·天地》："大声不入于里耳，折杨皇花，则嗑然而笑。"

是而著书，其可也。

临川吴澄序

　　愚久见此序，而未见此书。岁乙巳秋，得之于金陵郝安常伯，即借而传抄之。慨予光阴有限，故不及全而节其要云。

朱升题

脉诀刊误集解

二

《脉诀刊误》程序

予赋质孱弱，留意于医久矣，故于医家诸书必广求力索之，颇有所积，而《脉诀刊误》亦尝手录以藏。每阅读之际，遇可疑处辄为之沮，难明处辄为之蔽，辗转于心，殊为之不快。祁门许诚之，业儒而兼于医，误闻予名，远来相因。一日出其师石山汪先生《脉诀刊误补注》二卷附录二卷，皆其所校录者，予亟阅一过，于沮者犁然以通，蔽者灿然以开，喜悦之心不能已已。呜呼！人之强弱，由血气之盛衰；血气之盛衰，必验之脉息之虚实，然后可以知其病之所从起而施之治，非潜心于《素》《难》《脉经》诸书，卒未易得其真。是集盖撮《素》《难》《脉经》之要而成之者也。《刊误》之名义悉见诸旧序，可无容喙。医亦儒者事，事亲抚幼之际诚不可忽，果能熟于此集，以立其体，复参诸本草以达其用，若以自治则可以却病，以之事亲则可以全孝，以之抚幼则又免陷于不慈，其为民生日用之助不既多矣乎？予姻友吴君子用遂捐赀刻之梓，以公于人，人亦盛心哉！然则石山集诸家之大成者也，诚之能习其传者也，子用能成人之美者也，法皆当书，因并书之以冠于篇首。

嘉靖壬午冬十月望日休宁程曾师鲁序

《脉诀刊误》 汪序

　　昔朱文公跋郭长阳医书，谓俗间所传《脉诀》，辞最鄙浅，非叔和本书。殊不知叔和所辑者《脉经》也，当叔和时未有歌括，此盖后人特假其名以取重于世耳。撬为韵语，取便讲习，故人皆知口熟《脉诀》以为能，而不复究其经之为理也。元季同父戴君，深以为病，因集诸书之论，正于歌括之下，名曰《脉诀刊误》。乡先正风林朱先生为节抄之。予始闻是书于歙之旧家。彼视为秘典，不轻以示人。予备重赏，不远数百里，往拜其门，手录以归。然而传写既久，未免脱误，予于是补其缺而正其讹。又取诸家脉书要语及予所撰《矫世惑脉论》附录于后，以扩《刊误》未尽之旨。诚诊家之至要也。将欲秘之以为己有，则有辜作者之盛心；欲梓之以广其传，则又乏赀以供所费。藏之巾笥①，盖亦有年。吾徒许忠因质之休宁师鲁程先生，先生转语其姻鄽②吴君子用刻之，以惠久远，且使是书不至于湮没也。自今而后，学人得见是书而用其心，则歌括之谬，一览可见矣。噫！使天下后世举得以由乎正道，而不惑于曲学，未必不由是书之刻也。吴君之心之德

---

① 巾笥（sì 四）：巾箱。
② 姻鄽（dǎng 挡）：姻：亲戚。鄽：同乡。

何其盛欤！视彼建琳宫①塑佛像，费用于无益者，其相去
殆万万矣。是知吴君之心，即仁者之心也。《传》曰仁者
寿，又曰仁者必有后，岂欺我哉，必有验于兹矣。

嘉靖癸未春三月下浣祁门朴墅汪机题

————

① 琳宫：仙宫。

题重镌《脉诀刊误》序

尝闻之医家治病非难，认病为难。余谓认病固难，认病于脉息之诊尤难。何者？其经络有阴阳表里之殊，其部位有脏腑关寸之别，其气候有沉浮逆顺之异，稍或不真，则差毫厘，谬千里，误己误人，当必由之难，何如也？曩①昔予宗伯号石山讳机者，以儒硕兼名医，为一时仁术宗工，其所撰订有《原理》《素问》《理例》《医案》等书，其称述传诵于海宇也，靡一不脍炙人口，无容喙也。独此《脉诀刊误》一册，有补注有附录，虽云集诸氏大成，然经络之参错，部位之分派，气候之变璇，而钩索之，批郤导窾②者，盖括且精也。自是可以豁迷，可以启蔽，可以正讹，可以辩惑，可以惠溉后学而溥济民生，真仁人君子之盛心，医家察病之要诀也。当年海阳许君诚之习其传，吴君子用绣其梓③，曾布满世宇矣。奈年久板坏，行将有销灭无传之患。适伯嫡孙邦铎振玉父素笃绍祖之怀，潜心于医学者，恻然兴思，永祖父之精采，续子用之

---

① 曩（nǎng）：以往，过去的。

② 批郤导窾（kuǎn 砍）：郤，原作"却"，形近致误，据《庄子·养生主》改。批郤导窾，典出《庄子·养生主》："批大郤，导大窾。"谓在骨节空隙处运刀，牛体自然迎刃而分解。比喻解决问题善于从关键处入手，即可顺利解决。亦作"批隙导窾"。

③ 绣其梓：即"绣梓"，指精美的刻版印刷。

善成，俾后起法家洞筋擢髓，识诣真诠，不致差错眩乱，而易吾言所难者，非吾子今日输赍重镌，一快举也哉。颛人赍本①请正于余，余忝宗盟辄欣欣嘉其慈仁，原其巅末于简端，为是篇之证佐云。

时崇祯癸酉孟夏吉旦宗人澹石惟效识

---

① 颛（zhuān专）人赍（jī积）本：专人送书。颛，同"专"；赍，送，赠送。

目　录

卷　上

六朝高阳生①，剽窃晋太医令王叔和，撮其切要，撰为《脉诀》。蔡西山②辨之详矣。世相因，人相授，咸曰"王叔和脉诀"。既不能正其名，又不能辨其非，讹承惑固，是以罔觉。今刊其误，题曰《脉诀》。不以王叔和加其首者，先正其名也。窃取《灵》《素》《内经》、秦越人、张仲景、华佗、王叔和及历代名医之书以证，又述诸家所解，集长辨短。知我者其惟《脉诀》乎，罪我者其惟《脉诀》乎！

诊候入式歌

左心小肠肝胆肾，

右肺大肠脾胃命肾。

十二经动脉循环无端，始于手太阴，终于足厥阴。一昼夜五十周，朝于寸口，会于平旦。《内经》诊以平旦，《难经》独取寸口。寸口者，即手太阴之经渠穴也。上古

---

① 高阳生：古代脉学家，六朝人（如本书），又谓五代人（如明·韩懋《韩氏医通》），亦有称其宋人（如清·李延昰《脉诀汇辩》）。曾伪托王叔和之名纂有《王叔和脉诀》，历代医家均有批驳。

② 蔡西山：指宋代著名堪舆学家蔡元定（1135—1198），字季通，号西山。福建省建阳麻沙人。朱熹门人，世称西山先生。著有《律吕新书》《皇机经世指要》《八阵图说》，注《脉诀》。

诊法有三：其一，各于十二经动脉见处，分为三部天地人，以候各脏腑；其二，以寸口与人迎参之，以验阴阳①四时之大小，以决其病；其三，独取寸口，以内外分脏腑，以高下定身形。斯王叔和之所取，以为寸口脏腑之位，《脉诀》述之有差。《脉经》两尺并属肾与膀胱，今《脉诀》以命门列右尺，通真子②注又以三焦为命门合，并属右尺。是不可以不辩。"十八难"曰手心主少阳火，生足太阴、阳明土。土主中宫，故在中部也，亦未尝言手心主少阳火在何部也。"二十五难"曰心主与三焦为表里，《灵枢》《铜人》并同，又未尝以三焦合命门也。且持脉有道，因动脉而有别。假使以右肾为命门之脏，外无经络，其动脉何在？且命门之说，始于扁鹊，亦不分男女左右。考之《内经》，肾未尝③分为两脏，未尝有命门也。惟《铜人》有命门穴，在十四椎下。《灵枢》言两目为命门。既无动脉，何以为诊？又非正脏，何以列部？肾有两枚，均为肾。尺内以候肾，同列左右尺，斯黄岐之正论。习医者不本《内经》，而信末世昧理之谬论，安能悟其非而造其妙？《三因方》以右肾居④右尺中，属手厥阴经，与三焦手少阳经合，则又差之甚矣。心主非右肾也。手厥阴虽与

---

① 阴阳：原作"引绳"，据周本改。
② 通真子：指北宋著名医家刘元宾，字子仪，号通真子。著有《通真子补注王叔和脉诀》。
③ 未尝：周本作"固已"。
④ 居：原本作"左"，日刻本作"在"，据周本改。

三焦经合，其经起于心中，出属心包络，终于手小指次指，其经不行尺部之下也，何以列在右尺？黎氏曰：扁鹊以心主与三焦为表里，而《脉诀》以命门与三焦为表里者，以肾为精之舍，三焦为精之府也。命门虽系一脏，外别无经，与肾俱属足少阴经，与足太阳膀胱相为表里。以此推之，三焦之气与命门通，而三焦之经不与命门合也，扁鹊之论为正。然则寸口之部位以何为正也？《脉要精微论》曰：尺内两旁，则季胁也。尺内以候肾，尺外以候腹。中附上，左外以候肝，内以候膈；右外以候胃，内以候脾。上附上，右外以候肺，内以候胸中；左外以候心，内以候膻中。前以候前，后以候后，上竟上者，胸喉中事也；下竟下者，少腹腰股膝胫足中事也。此寸口部之定位也。或曰：必以动脉为诊，则手厥阴少阳二经当列何部也？曰：经云手少阴独无腧乎，其外经病而脏不病也。故治痛者治包络之经，无犯其经，则手厥阴同手少阴经部诊也。手少阳为三焦，则各分于上中下部以诊也，则十二经动脉皆可诊于寸口矣。洁古①以地道自古逆行，言脉三部自手少阴君火心始，逆而至厥阴风木肝，逆而至太阳寒水。外应十一月，内应于左尺肾与膀胱，接右手。肺应九月，居右寸，逆至太阴。土为脾，应右关，又逆至手厥阴与三焦。以愚考之，此乃地六气之步位。故岁首于春初之

---

① 洁古：指金代著名医学家张元素，字洁古，易州（今河北易县）人。著有《珍珠囊》《医学启源》等。

气，亦始厥阴风木，君火不任令，退居二气，而少阳相火当夏为三之气，四气太阴，五气阳明，六气太阳。乃取地之六气，依四时而至，难以言寸口三部之位。且六节气位，乃地理之应也。经曰：显明之右，君火之位；君火之右，退行一步，相火治之。复行一步，土气治之。虽始以君火，亦顺次而行，未尝逆。杨仁斋以右尺其经手厥阴，其脏心包络，其腑三焦，其名命脉，决非右肾之命门。以愚考之，十二经脉，自上古立名。今不悟脉歌非王叔和之本经，又立命脉以扶合之。且本于《内经》尺内以候肾，原不曾分左右，是合左右之尺，皆以候肾，亦无所谓命脉矣。《仁斋直指》于医方发明甚高，惜乎于此未明。

女人反此背看之 男女脉形有异同，

尺 脉 位第三同 断 肾病。

歌首二句，只言部位未论脉。女人反此背看云者，原其惑于男左肾右命门，女左命门右肾，故言反此。又继之曰尺脉第三同断病，则反此背看者，只论尺脉耳。

男女有异同者，脉形尔。如男脉关上盛，女脉关下盛，男左大右小为顺，女右大左小为顺。男女脉位即无异同也，以十二经脉所行之终始，五脏之定位成形则一也。惟茎户及胞门子户，精血之不同尔。安可言脉位，女人与男子反而背看乎？《脉诀》之误，因于肾与命门有男女之别，不知肾有两，其左为肾，右为命门。《难经》虽有左右之别，亦无男女左右之分，其实皆肾脏，非命门也。至

脉诀刊误集解

四

《褚氏遗书》，则又以女人心肺自尺始，倒装五脏，则谬又甚焉。或曰：南政北政，三阴司天在泉，而尺寸亦或易位，褚氏之论或原此乎？曰：不然也。司天在泉，以天之六步为客脉也，故随南北政以分尺寸之不应耳。其地之六步为主脉，即随候以见而不移也。心肺在上，肝肾在下，脾脉在中，自三才分而为人，亘古今何尝异？

无求子①曰：所谓反者，男子尺脉常弱，今反盛，女子尺脉常盛，今反弱，故谓之反耳。李晞范②因之。虽于反字义明，不同于众论，然反盛反弱，乃男女之病脉。今入式歌，方言部位，而遽以病脉牵解，似非本旨。特作歌者不善行文，故以反此背看传惑于世耳，今刊而改之如上。

> 心与小肠居左寸，
> 肝胆同居左关定。
> 肾居尺脉亦如然，
> 用意调和审安静。
> 肺与大肠居右寸，
> 脾胃脉从关里认。
> 命门还与肾脉同，
> 用心仔细须寻趁。

① 无求子：指宋代著名医学家朱肱（1050—1125），字翼中，号无求子，晚号大隐翁，因曾官拜奉议郎，人称朱奉议。吴兴（今浙江湖州）人。对《伤寒论》深有研究，著有《类证活人书》等。

② 李晞范：元代医家。江西崇仁县人。生平不详。著有《难经注解》《脉髓》二书，均佚。

此《脉诀》重分左右寸关尺部所出也。其曰命门还与肾脉同，以此句观之，命门即肾也。既知其非动脉，前何必以命门为脏而列部耶①？

《察病指南》以右手尺为命门，却又曰一名手心主包络，则又差以命门为心主也。

心为脏，小肠为腑。以腑配脏者，实以手少阴心经与手太阳小肠经，二经脉相接，故同一部。其余脏腑同部皆同。然脏腑之脉，实以浮沉之位别之。腑阳也，故因浮而见；脏，阴也，故因沉而见。然以《难经》一脉十变推之，如云心急甚者肝邪干心，心微急者胆邪干小肠，是又以本脏之脉微甚别脏腑也。

《察病指南》以七难六气循甲子旺脉分六腑者，非也。阳明脉浮大而短，安得为胃脉形也？浮大而短，阳明燥金脉也。

若诊他脉覆手看，

要自看时仰手认

诊脉皆须仰手看，

覆手反诊因②不应。

古人诊病，必仰病人手而诊。医者覆其手，以三部九候菽重之法取之。惟反其诊者不然。盖南北二政之岁，三阴司天在泉。尺寸或有不应者，反其诊则应矣。不应者，

① 耶：底本及周本作"邪"，日刻本作"耶"，当从。

② 因：周本作"用"。

脉沉不应诊也。覆病人手诊之，则脉见也。沉者为浮，细者为大，舍此之外，无覆手之诊。

升按：《脉诀》之言，谓诊他则覆手，自诊则仰手，取手便而已。《刊误》盖误认歌意，以医之覆手诊人，为覆病人之手也。自此以后，有似此者，节去之而不辩。

三部须教指下明，

《难经》曰：脉有尺寸，何谓也？然。尺寸者，脉之大要会也。从关至尺，是尺内，阴之所治也。从关至鱼际，是寸口内，阳之所治也。故分寸为尺，分尺为寸。故阴得尺中一寸，阳得寸内九分。尺寸终始，一寸九分，故曰尺寸也。

蔡氏曰：手太阴之脉，自腕中横纹至鱼际，横纹得同身之一尺一寸，自腕中横纹前尽一尺为阴之位，自鱼际后一寸为阳之位。太阴动脉，前不及鱼际横纹一分，后不及腕中横纹九寸。故古人于寸内取九分，尺内取一寸，冥契①阳九阴十自然之数。尺寸之间，谓之关。关者，阴阳之限也。

索氏曰：诸家论脉部位，或曰尺寸，或曰寸关尺，或曰三寸为三部，或尺寸三部通论，其不同者何也？《素问》言脉之部位，止言尺寸，未言关也。至扁鹊《难经》，乃言有关部，在尺寸之交。盖扁鹊假设关位，而寓于尺寸之

---

① 冥契：犹冥会，自然吻合之意。

交，以为三部也，其实只有尺寸而已。逮仲景本论，及王叔和言脉之部位，或以尺寸通论某脏某腑受病者，是确言诸脏腑之脉只一之意也，乃合黄帝之说矣。或以三部分论某脏某腑受病者，是假言诸脏腑之脉各出之意也，乃合扁鹊之说矣。今究仲景、叔和，既宗黄帝言只有尺寸，又从扁鹊三部之说，何哉？盖黄帝言尺寸者，约度之义；扁鹊言三部者，亦约度之义。仲景、叔和所以兼取并用，非疑而两存之也。

《千金》载黄帝问曰，何谓三部脉也？岐伯曰，寸关尺也。今考黄帝书无此说，思邈假托耳。

通真子曰：《素问·三部九候论》所述三部，言身之上中下部，非谓寸关尺也。

九候了然心里印。

《素问》曰人有三部，部有九候，乃各于动脉现处候之，分九候。今《脉诀》所歌，以寸关尺三部，每三部内有浮中沉三候，浮以候腑，中以候胃气，沉以候脏，通一手三部为九候也。

大肠 共 供肺为传送，

《素问》曰：大肠者，传导之官，变化出焉。肺者，相傅之官，治节出焉。传送者，大肠之职，非与肺共也。大肠以肺为脏，供送应副而已。

心与小肠为受盛 小肠受盛与心应。

《素问》曰：小肠者，受盛之官，化物出焉。小肠配心脏，与之相应，非心与小肠同受盛也。

脾胃相通五谷消，

《素问》曰：脾与胃以膜相连尔。胃受五谷，脾气磨而消之。

膀胱肾合 为津庆 通精径。

肾之所摄者精，胞之所藏者溺。精溺之泄，同为一径窍而出。若曰津庆，膀胱虽为津液之府，然五脏六腑皆有津液，非肾膀胱所专主也。

三焦 无状 为腑**空有名，**

寄 分在胸 中 腹膈相应。

此段皆以脏腑配合为歌，至三焦却不以命门为配，其以三焦附于尺诊欤？且心主与三焦为表里。心主脉，历络三焦；手少阳脉，遍属三焦。其治各有所。上焦如雾，中焦如沤，下焦如渎，各有法象，不偏在下，安可诊于尺也？且《难经》曰上部法天，主胸以上至头之有疾，即上焦之部。中下部即中下焦，分诊甚明矣。《三因方》之好异也，云三焦有形如脂膜，附于两肾夹脊。若果如此，则《内经》《难经》言之矣，其经脉又何遍属历络之云乎？

肝胆同为津液 府 居，

能 上通眼目为清净。

《素问》曰：膀胱者，州都之官，津液藏焉。则津液府，施于膀胱为当，以为肝胆则非。又，肝脏胆腑。今云同为腑，辞又害意。今改之"同为津液居"，乃言肝胆之津液耳。五脏各有液，肝之液泣，其候目。五腑皆有出入，惟胆无出入。其胆之精气，则因肝之余气溢入于胆，故藏在肝短叶间，相并而居，内藏精汁三合，其汁清净。经曰：胆者，清净之腑。肝藏血，开窍于目，肝受血而能视，故上通眼。人年老目昏者，血衰，肝叶薄，胆汁减也。

智者能调五脏和，
自然察认诸家病。

《素问》曰：常以不病调病人。医不病，故为病人平息以调之为法。陈氏曰，凡欲诊脉，先调自气息，压取病人息，以候其迟数，过与不及。所谓以我医彼，莫之敢违。

掌后高骨号为关①，
骨下关脉形宛然。
以次推排 名 分尺 泽 寸，
三部还须仔细看。

尺泽者，手太阴之合穴，在肘中约纹上。其取一寸九分之法，上始鱼际太渊，下终尺泽，一尺一寸。于尺取一寸，于寸取九分，为三部之位。通真子云：三部，寸口在上，关脉在中，尺泽在下。尺泽者，尺脉一寸之外，余脉

---

① 关：底本版蚀缺字，据周本、日刻本补。

所不出不见，如入深泽而穴，故曰尺泽。安可以穴名而言尺部？今改之。

无求子于三部，每部以浮中沉及四旁，分为七候，先浮按消息之，次中按消息之，次重按消息之，次上竟消息之，次下竟消息之，次推指外消息之，次推指内消息之。此无求子合经中诸法，以为定法也。凡诊平人之脉，常以平旦；凡诊病脉，则不以昼夜，王赣①子亨法也。

关前为阳名②寸口，

关后为阴直下取。

阳弦头痛定无疑，

阴弦腹痛何方走。

阳数 即吐 为热兼 头痛 吐血，

《难经》曰：数则为热。《脉经》曰：阳数则吐血。

阴微即泻脐中吼。

阳实应知面热风，

阴微盗汗劳兼有。

阳实大滑应舌强，

阴数 脾热并口臭 脐下热痛久。

《脉经》云：尺脉数，恶寒，脐下热痛。尺主下部，今云"脾热口臭"，脾在中州，非尺所系。

---

① 王赣：宋代医家，考城（今河南兰考）人。其技艺甚精，尤长于针刺治疗奇疾，人称"王朝奉"。著《全生指迷论》。

② 名：原本作"明"，据周本改。

阳微浮弱定心寒，

阴滑 食注脾家咎 经脉不调候。

《脉经》曰：尺脉滑，血气实，妇人经脉不利，及尿血。食注脾咎，当诊于关上。

关前关后辨阴阳，
察病根源应不朽。

此总结关前为阳名寸口以下之文也。《脉经·辨阴阳大法》云：关前为阳，关后为阴；阳数吐血，阴微下利；阳弦头痛，阴弦腹痛；阳微自汗，阴微自下。阳热口生疮，阴数加微必恶寒而烦躁不得眠。阳微不能呼，阴微不能吸。今《脉诀》所述，或遵或违何也？

洁古曰：阳弦为脉浮而弦，阴弦为脉沉而弦。但言阴阳者，乃脉之浮沉也。经曰：浮为表，沉为里。非止寸口独浮，尺独沉，尺寸俱有浮沉。

今按：洁古论浮沉表里则是，而以论此段阴阳则非。盖《脉经》《脉诀》，皆以关前阳、关后阴启之，中论脉证，后又以关前关后辨阴阳结之，安可以浮沉论？

一息四至号平和，
更加一至大无疴。

《素问》曰：人一呼脉再动，一吸脉再动，呼吸定息，脉五动，闰以太息，命曰平人。《难经》曰：脉来一呼再至，不大不小，曰平。二经之言不同，何也？盖《难经》因论损至之脉而概举也，故于至脉，则云一呼再至曰平，不言一吸者，举一使反三隅也。及后再举，则兼呼吸。总论不大不小者，息数调匀也。然不若《内经》理备言详。其曰闰以太息者，闰在气盈朔虚之间，太息在呼吸之间，犹岁之闰，非一呼一吸之外再有呼吸也。太息者，呼吸定息在呼吸之间，脉因而又一动，以成五动之数。亦如呼出心与肺，吸入肾与肝，而脾受谷气于中，在呼出吸入之间也。

> 三迟二败冷危困，
>
> 六数七极热生多。
>
> 八脱九死十归墓，
>
> 十一十二绝魂瘥。
>
> 三至为迟一二败 一息一至着床害，
>
> 两息一至死非怪。

迟败，前已言矣，今重出，况下文两息一至正论损，损有四等，故改之以举其凡例。

"十四难"曰：何谓损？一呼一至曰离经①，二呼一至曰夺精②，三呼一至曰死，四呼一至曰命绝。损脉从下上，自一呼一至，而至四呼一至也。然离经夺精则必死矣，何待三呼四呼一至？故《脉诀》两息一至即言死。

仲景曰：脉有四损，三日死，平人四息，病人脉一至

---

① 离经：指异于正常，过快或过慢之脉率。"三至日离经""一呼一至曰离经"，《难经集注》虞庶注："经者，常也，谓脱离常经之所。"

② 夺精：指脉象异常，气血紊乱，失于常规，犹如精气已被夺去。《难经集注》虞庶注："精无所归，犹如夺去。"

也；五损，一日死，平人五息，病人脉一至也；六损，一时死，平人六息，病人脉一至也。此仲景于四损之上，又增五损、六损，为一日一时死期。

迟冷数热古今同，

《难经》越度分明载。

《难经》曰：数则为热，迟则为寒。越度者，秦越人之法度也。

热即**积生风冷**生**动气，**

用心指下丁宁记。

热岂能生风？热积之多则风生。冷不能生气，冷积之多则动气。然冷热亦能动血而为病，不可专泥也。

春弦夏洪**钩秋似毛，**

冬石依经分节气。

《素问》曰：春脉如弦，其气来耎①弱轻虚以滑，端直以长，故曰弦。夏脉如钩，其气来盛去衰，故曰钩。秋脉如浮，其气来轻虚以浮，来急去散。冬脉如营，其气来沉以搏，故曰营。《难经》曰：春弦，脉来厌厌聂聂，如循榆叶②

---

① 耎（ruǎn 软）：《难经·四难》作"濡"，义近。耎，柔软。
② 厌厌聂聂如落榆叶：喻脉象轻虚浮缓，如榆叶（荚）飘落时翩翩飞扬，亦即微毛之意。《类经》注："轻浮和缓貌。"叶，《素问·平人气象论》作"荚"。厌厌，安静貌；聂聂，轻小貌。榆荚，榆树之荚果，俗称"榆钱"，体小，轻而薄。

当依《素问》作"脉来朶弱招招①，如揭长竿末梢②"，曰平；益实而滑，如循③长竿，曰病；急而劲益，强如新弓弦，曰死。夏钩，脉来累累④如环，如循琅玕⑤，曰平；来益数，如鸡举足⑥，曰病；前曲后倨，如操带钩⑦，曰死。秋毛，脉来蔼蔼，如车盖，按之益大当依《素问》作"厌厌聂聂，如落榆叶"，曰平；不上不下如循鸡羽⑧，曰病；按之消索，如风吹毛⑨，曰死。冬石，脉上大下锐，如雀之啄，曰平；啄啄连属，其中微曲，曰病；来如解索，去如弹石⑩，曰死。

今按：四时之脉，皆取法象，本乎《难经》。夏脉不当改作洪。

① 招招：喻脉象平缓而宽柔。马莳注："招，迢同。迢迢如揭长竿末梢，似弦而甚和。"

② 如揭长竿末梢：喻脉象悠长而软，柔韧微弦，犹如高举长竿末梢的感觉。揭，高举。如"揭竿而起"。

③ 循：抚摩。

④ 累累：连属不断貌。

⑤ 琅玕（lánggān 郎干）：珠形美玉。喻诊脉时指下犹如珠玉滚动貌。

⑥ 如鸡举足：《读素问钞》汪机注："如鸡举足，被惊时疾行也。"比喻脉来疾而不缓，且有生硬之象。王冰注："胃少故脉实急矣。"

⑦ 前曲后倨如操带钩：比喻脉象前钩后直，失去柔和之象，毫无胃气，如同执持衣带之钩。张景岳："前曲者，谓轻取则坚强而不柔；后倨者，谓重取则实牢而不动。"操，持，抓；带钩，古人束腰皮带上的金属钩，一端微曲。

⑧ 不上不下如循鸡羽：吴鹤皋解"不上不下"为涩难，有往来阻滞之象。如循鸡羽，《类经》："如循鸡羽，轻浮而虚也。亦毛多胃少之意。"

⑨ 如风吹毛：《类经》注："散乱无绪也。亦但毛无胃之义。"

⑩ 来如解索去如弹石：《脉经》卷五第五作"来如弹石，去如解索"。林亿新校正："弹石者，辟辟急也。解索者，动数而随散乱，无复次绪也。

阿阿①缓若春杨柳，
此是脾家居四季。

四时之末，土旺十八日，此脾土之本位。然而四时之候，四脏之脉，皆以脾土胃气为本。《难经》曰：脾者，中州，其平和不可得见，衰乃见尔。来如雀之啄，如水之漏下，是脾家之衰见也。《脉经》曰：六月，季夏，建未②，坤未之间土之位③，脾旺之时。其脉大④，阿阿而缓，名曰平脉。今《脉诀》增春杨柳以为法象。蔡氏曰：凡脉不大不细，不长不短，不浮不沉，不滑不涩，应手中和，意思欣欣，难以名状者，为胃气。亦可谓善于形容者矣。

今按：《难经》所言四时之平脉者，有胃气之脉也。病脉者，四时脉多而胃气少者也。死脉者，但有四时脉而无胃气者也。如此，则胃气之脉，随四时而寓于当时之脉之中，为平脉也，不可得而见，亦不可得而形容。其曰阿阿而缓者，专以四季十八日中所诊而见者言之耳。

---

① 阿阿（yāyā ㄚ ㄚ）：喻脉象长而缓和之态。

② 建未：月建为未。月建，农历每月所置之辰为月建，如正月建寅、二月建卯等。

③ 坤未之间土之位："未"字原脱，据《脉经》卷三第三补。坤，卦名，位在西南；未，辰名，位亦在西南。土居中央，寄于坤位，故曰"坤未之间土之位"。

④ 大：原作"火"，形近致误，据周本、日刻本改。

在意专心察细微，

《灵枢》晓解通玄记。

浮芤滑实弦紧洪，

七表 阳脉还应是本宗。

微沉缓涩迟并伏，

濡弱相兼 八里 阴脉同。

　　脉不可以表里定名也。惟浮沉二脉，可以表里论，黄、岐、越人、仲景、叔和皆不言表里。《脉经》王氏所作，无七表八里九道之名。今《脉诀》窃托叔和之名，其论脉却悖于《脉经》。自六朝以来，以七表八里九道为世大惑，未有言其非者。王裳著《阐微论》①，谓《脉诀》论表不及里，于脉之形状大有发明，至于表里则不言其非，尚拘拘增数、长二脉为九表，加短细二脉为十里，以九与十为阴阳数之极。呜呼，脉之变化，固从阴阳生，然安可以名数拘之哉？从来之论脉，有以浮沉长短滑涩为三阴三阳者，有以大小滑涩浮沉可以指别者，有以大浮数动滑为阳，沉涩弱弦微为阴者，有以按尺寸、观浮沉滑涩而知病所生以治者。是皆以阴阳对举而互见也，未尝云七表八里九道也。但七表八里九道，果可以尽脉之数乎？《内

---

　　① 王裳著阐微论：人、书均无考。查《中国人名大辞典》《中国历代人名大辞典》《中国中医古籍总目》等工具书均无著录，仅本书以及明代许兆祯《诊翼·自序》有所论及。疑佚。

经》曰鼓、曰搏、曰喘、曰横、曰急、曰躁，仲景曰傈卑①荣章纲损，曰纵横逆顺，岂七表八里九道之能尽也？然其名虽异，实不出乎阴阳。故脉当以阴阳察形，不当以表里定名。《内经》曰脉合阴阳；又曰善诊者，察色按脉，先别阴阳。诸脉因浮而见者，皆云表，不拘于七表；诸脉因沉而见者，皆曰里，不拘于八里。沉而滑亦曰里，浮而涩亦曰表，详辨在众脉条下。

血荣气卫定息数，
一万三千五百通。

《素问》曰：荣者，水谷之精气也，和调于五脏，洒陈于六腑，乃能入于脉也，故循脉上下，贯五脏，络六腑也。卫者，水谷之悍气，其气慓②疾滑利，不能入于脉也，故循皮肤之中，分肉之间谓脉外，熏于肓膜，散于胸腹。《灵枢》曰：人受气于谷，谷入于胃，以传与肺，五脏六腑皆以受气。其清者为荣，浊者为卫。荣行脉中，卫行脉外，营周不休，五十而大会。又曰谷气津液已行，荣卫大通，乃化糟粕，以次传下。又曰，谷始入于胃，其精微者，先出于胃之两焦，以溉五脏，别出两行，荣卫之道。其大气之搏而不行者，积于胸中，命曰气海，出于肺，循喉咽，故呼则出，吸则入。又曰，其浮气之循于经者为卫气，其精气之行于经者为荣气。又曰，五谷入于胃也，其糟粕、津液、宗气分为三队，故宗

---

① 傈卑（yèbēi 叶杯）：谓身份低下卑微。
② 慓：原作"漂"，形近之误，据《素问·痹论》改。

气积于胸中，出于喉咙，以贯心肺，而行呼吸焉；营气者，泌其津液，注之于脉，化以为血，以荣四末，内注五脏六腑，以应刻数焉；卫气者，出其悍气之慓疾，而先行于四末分肉皮肤之间，而不休者也。荣气卫气，皆津液之所行。又曰：荣卫者，精气也；血者，神气也。故血之与气，异名而同类焉。又曰：荣出中焦，卫出下焦。又曰：上焦开发，宣五谷味，熏肤充身泽毛，若雾露之溉，是谓气。中焦受气取汁，变化而赤是谓血。又曰：经脉者，所以行血气而营阴阳，濡筋骨，利关节者也。卫气者，所以温分肉，充皮肤，肥腠理，司开阖者也。

《灵枢》曰：人经脉周身十六丈二尺，漏水下百刻①分昼夜。人一呼，脉再动，气行三寸；一吸，脉亦再动，气行三寸；呼吸定息，气行六寸；十息，气行六尺；二百七十息，气行十六丈二尺，一周于身，下水二刻；二千七百息，气行十周于身，下水二十刻；一万三千五百息则气五十周，水下百刻。故五十营者，备得天地之寿矣，凡行八百一十丈也。

又曰：卫气之行，一日一夜，五十周于身。昼行于阳二十五周，夜行于阴二十五周，周于五脏。是故平旦阴尽，阳气出于目。目张则气上行于头，循项，下足太阳，循背，下至小指之端。其散者，别于目锐眦，下手太阳，

① 漏水下百刻：古代以铜壶盛水滴漏，壶中有铜人抱漏箭，箭上刻度，以作计时之用。漏水下百刻为一昼夜。

下至手小指之间外侧。其散者，别于目锐眦，下足少阳，注小指次指之间，以上循手少阳之分侧，下至手小指之间。别者，以上至耳前，合于颔脉，注足阳明，以下行至足跗上，入五指之间。其散者，从耳下下手阳明，入大指之间，入掌中。其至于足也，入足心，出内踝，下行阴分，复合于目，故为一周。是故日行一舍，人气行身一周，与十分身之八。其始入于阴，常从足少阴注于肾，肾注于心，心注于肺，肺注于肝，肝注于脾，脾复注于肾，为周。是故夜行一舍，人气行于阴脏一周，与十分藏之八，亦如阳行之二十五周，而复会于目详见《灵枢·卫气行七十六》。此五十周卫气之行也，昼行阳二十五度，夜行阴二十五度。五十周而后大会于平旦者，荣卫息数同也。其始从中焦注手太阴、阳明，阳明注足阳明、太阴，太阴注手少阴、太阳①，太阳注足太阳、少阴，少阴注手心主、少阳，少阳注足少阳、厥阴，厥阴复还注手太阴。此经脉行度终始也，与卫气之行则各异。

《三因方》云：血为脉，气为息。一呼一吸一定息，脉行六寸；二百七十息，行尽十六丈二尺者，血之脉也。气之息，迟于脉。八息三分三厘三毫，方行一寸；一万三千五百息，方行尽十六丈二②尺。

---

① 太阳：原作"少阳"，据周本及十二经脉循行改。

② 二：原作"一"，形近致误，据《三因极一病证方论·卷一·五脏本脉体》改。

今按：经云：气积于胃，以通荣卫，各行其道，宗气流于海，下者注气街，上者走息道。如此，则荣卫各道。如上文《灵枢》所言，荣者，水谷之精气，出于中焦，变化为赤，入于脉，与息数呼吸应；卫者，水谷之悍气，出于上焦，行于脉外，温分肉，充皮肤，司开阖，不与脉同行，不与荣同道，不与息数同应。荣卫也，其异如此。然而行于身也，昼夜五十周，则荣与卫一也。《三因》以血为脉，指荣言；以气为息，指卫言。而谓荣血之脉，昼夜五十周，卫气之息，昼夜一周，不知何据，而与古经如此其异也。

又按：《难经》曰：荣气之行，常与卫气相随上下，卫由息而动。巢元方谓气行则血行，气住则血住，皆疑其传误。王冰谓刺络通营卫，不当兼言卫在络之间也《灵枢·卫气行篇》云：卫气之行，昼行阳，则目张而寤；夜行阴，则目瞑而寐。谨按：此节言平旦阳气之出目，而下行于手足三阳也，皆一时分道并注，非有先后次第也。此经篇末言水下一刻，人气在太阳；水下二刻，人气在少阳；水下三刻，人气在阳明；水下四刻，人气在阴分者，则是先下太阳究竟，然后下少阳，俟少阳究竟，然后下阳明，俟阳明究竟，方上行阴分，大与此节矛盾，并衍文也。又按此节言阳气流行之周数，及下文言漏水所下之刻数，合而推之，其为衍文明矣。何以言之？夫昼日漏水之下，凡五十刻；昼日阳气之行，凡二十五周。以昼日漏水之刻数，配于昼日阳气之周数，则阳气一周配漏水二刻也。又以漏水之二刻，配于阳气之一周，则阳气之从平旦出目，而分道并注，下于手足三阳也，盖配水下一刻焉。其从足心之出内踝，上行阴分，而复合于目，亦配水下一刻，是为一周也。如此，则水下一刻，人气当在三阳，水下二刻，人气当在阴分，而行一周于身也，水下三刻，人气又当在三阳；水下四刻，人气又当在阴分，而行一周于身也。如此，周流三阳与阴分，至水下五十刻，则得二十五周于身，而与篇首昼日行阳之数相合。今此篇末，水下一刻，人气在太阳，二刻在少阳，三刻在阳明，四刻在阴分之说，则是水下四刻，配人气行一周于身；水下八刻，配人气行二周于身；水下五十刻，配人气行一十二周半于身。与篇首昼日行于阳二十五周之说不合，岂经之本旨耶？

荣气之行，自手太阴始，从足厥阴终，为一周于身也。详其一周于身，外至身体四肢，内至五脏六腑，无不周遍，故其五十周，无阴阳昼夜之殊。卫气之行则不然，昼但周阳于身体四肢之外，不入五脏六腑之内，夜但周阴于五脏六腑之内，不出身体四肢之外。故必五十周，至平旦，方与荣大会于肺手太阴也。

五脏歌

心脏歌一

心脏身之 精 君，

小肠为 弟兄 受盛。

心者，君主之官，一身之主宰也。经曰：主明则下安。曰：身之精不见心为尊矣①。精有两义：有生之来谓

---

① 身之精不见心为尊矣：此句疑有误，考《内经》《难经》《太素》等经典，论述"心为尊"之相关论述仅《灵枢·经水》有"心为君主之官而独尊"之句。

之精，经曰：两神相搏，合而成形，常先身生，是谓精。非心之专主也。有五脏六腑之精，经曰：肾受而藏①之，肾为精之处，非心之所主也。

心脏，小肠腑，大言阴与阳，小言夫与妇，不可以兄弟言。

小肠为受盛之官盛，平声读。

象离随夏王去声，

属火向南 生明。

任物无纤巨，

多谋最有灵。

内行于血海，

冲脉为十二经之海。《灵枢》曰：血海者，冲脉也。又，手太阳、少阴二经为表里。心主血，上为乳汁，下为月水。经曰：二阳之病发心脾，女子不月。心歌云内行血海，以此，李晞范以肝为血海而牵合之，非也。

外应舌将荣。

七孔多聪慧，

三毛上智英。

反时忧不解，

顺候脉洪 惊平。

洪脉见于夏，为顺候，平脉，何惊之有？

卷

上

二三

---

① 藏：底本版蚀缺字，据周本、日刻本补。

液汗通皮润，

声言爽气清。

伏梁秋得积，

如臂在脐萦。

心之积，名伏梁，出《难经》。若《内经·腹中论》所载，伏梁乃风根也，非心积也。

顺视鸡冠色，

凶看瘀血凝。

诊时须审委，

细察要丁宁。

实梦忧惊怖，

虚翻烟火明。

《灵枢》曰：正邪从外袭内，而未有定舍。与营卫俱行，而与魂魄飞扬，使人卧不得安而喜梦云云。

秤之十二两，

小大与常平。

心脏歌二

三部俱数心家热，

舌上生疮唇破裂。

狂言满目见鬼神，

饮水百杯终不歇。

心脏歌三

心脉艽 阳气作声 时失血荣，

或时 血痢 尿血吐交横。

溢关骨痛心烦躁，

更兼头面赤骍骍①。

池氏曰：溢关者，阴气上至于关，而未溢于关前阳
部。肾之阴水，欲胜心火，火不受邪，水火交争而两伤。
肾伤则骨痛，心伤则烦躁，以致气上攻而头面赤。

大实由来面赤风，

燥痛面色与心同。

微寒虚惕心寒②热，

急则肠中痛不通。

实大相兼并有滑，

舌强心惊语③话难。

单滑心热别无病，

涩无心力不多言。

沉紧心中④逆冷痛，

弦时心急又心悬。

---

① 骍骍（xīngxīng 辛辛）：骍，赤色的马和牛。"骍骍"连用，泛指
赤色。

② 寒：底本脱，据周本及日刻本补。

③ 语：底本脱，据周本及日刻本补。

④ 心中：底本脱，据周本及日刻本补。

肝脏歌一

肝脏应春阳,

连枝胆共房。

色青形象木,

位列在东方。

含血荣于目,

牵筋运爪将。

逆时生恚怒,

顺候脉弦长。

泣下为之液,

声呼是本乡。

味酸宜所纳,

麻谷应随粮。

实梦山林树,

虚看细草芒。

积因肥气①得,

杯覆胁隅旁。

翠羽身将吉,

颜同枯草殃。

四斤余四两,

---

① 肥气:古病名,为五积之一。详见《难经·五十六难》。《难经》注曰:
"肥气者,肥盛也。言肥气聚于左胁之下,如覆杯突出,如肉肥盛之状也。"

七叶两分行。

肝脏歌二

三部俱弦肝有余，
目中疼痛苦眩虚。
怒气满胸常欲叫，
翳朦瞳子①泪如珠。

肝脏歌三

肝软并弦本没邪，
紧因筋急有些些。
细看浮大更兼实，
赤痛昏昏似物遮。
溢关过寸口相应，
目眩头重与筋疼。
尢时眼暗或吐血，
四肢瘫痪不能行。
涩则缘虚血散之，
肋胀胁满自应知。
滑因肝热连头目，
紧实弦沉疢癖基。
微弱浮散气作难，
目暗生花不耐看。

---

① 瞳子：即瞳仁、瞳孔。

甚浮筋弱身无力，

遇此还须四体摊①。

脾脏歌一

脾脏象中坤，

安和对胃门。

王时随四季，

自与土为根。

磨谷能消食，

荣身性本温。

应唇通口气，

连肉润肌敦②。

形扁 广 才 长三 五 寸五，

《难经》曰：脾广二寸长五寸。《脉诀》止言扁三寸，失长五寸之文。今合广长，著三五之数。

膏凝散半斤。

顺时脉缓慢，

失则气连吞。

《素问》曰：五气所病，脾为吞。又曰：刺中脾，十日死，其动如吞。李晞范曰：连吞者，所以形容紧数之脉状。乖于《内经》，失《脉诀》意。

---

① 摊：义同"瘫"。

② 敦：周本作"臀"。敦，厚实。"土为敦阜"，有肌肉壮实之意。

实梦歌欢乐，

虚争饮食分。

湿多成五泄，

肠走响若雷奔。

痞气①冬为积，

皮黄四体昏。

二斤十四两，

三斗五升存。

脾脏歌二

三②部俱缓脾家热，

口臭胃翻长呕逆。

齿肿龈宣注气缠③，

寒热时时少心力。

脾脏歌三

脾脉④实并浮，

消中脾胃亏。

口干饶饮水，

多食亦肌虚。

单滑脾家热，

---

① 痞气：古病名，为五积之一。出《难经·五十六难》。

② 三：底本脱，据周本及日刻本补。

③ 缠：底本脱，据周本及日刻本补。

④ 脾脉：底本脱，据周本及日刻本补。

口臭气多粗①。

涩则非多食，

食不作肌肤②。

微浮伤客热，③

来往作④微疏。

有紧脾家痛，

仍兼筋急拘⑤。

欲吐不得吐，⑥

冲冲未⑦得苏。

若弦肝气盛，

妨食被机谋。

大实心中痛，

如邪勿带符。

溢关涎出口，

风中见羁孤。

---

① 单滑脾家热……多粗：底本脱，据周本及日刻本改。
② 肌肤：底本脱，据周本及日刻本补。
③ 微浮伤客热：底本脱，据周本及日刻本补。
④ 来往作：底本脱，据周本及日刻本补。
⑤ 兼筋急拘：底本脱，据周本及日刻本补。
⑥ 欲吐不得吐：底本脱，据周本及日刻本补。
⑦ 冲冲未：底本脱，据周本及日刻本补。

肺脏歌一

肺脏最居先，

大肠通道宣。

兑为八卦 地 说，

金 属 次五行 牵 传。

皮与毛通应，

魂将魄共连。

鼻闻香臭辨，

壅塞气相煎。

语过多成嗽，

疮浮酒灌穿。

猪膏凝者吉，

枯骨命难存。

本积息贲①患，

乘春右胁边。

顺时浮涩短，

反即大洪弦。

实梦兵戈竞，

虚行 涉 梦 水 野田。

---

① 息贲：古病名。五积病之一，为肺之积。出《灵枢·邪气脏腑病形》。《难经·五十六难》曰："肺之积，名曰息贲。在右胁下，覆大如杯。久不已，令人洒淅寒热，喘咳，发肺壅。"

《灵枢》曰：厥气客于大肠，则梦田野。今按《脉诀》以水田为肺虚之梦，非也。大肠虚，为厥气所客，则梦田野。腑虚致脏虚，或可连称，若曰水田，则肾梦也。

> 三斤三两重，
>
> 六叶散分悬。

肺脏歌二

> 三部俱浮肺脏风，
>
> 鼻中多水唾稠浓。
>
> 壮热恶寒皮肤痛①，
>
> 颡干双目泪酸疼。

肺脏歌三

> 肺脉浮兼实，
>
> 咽门燥又伤。
>
> 大便难且涩，
>
> 鼻内乏馨香②。
>
> 实大相兼滑，
>
> 毛焦涕唾黏。
>
> 更知咽有燥，
>
> 火盛夏宜砭③。

---

① 寒皮肤痛：底本脱，据周本及日刻本补。
② 伤鼻内乏馨香：底本脱，据周本及日刻本补。
③ 黏更知咽有燥……宜砭：底本脱，据周本及日刻本补。

沉紧相兼滑，

仍闻咳嗽声。

微浮兼有散，

肺脉本家形。

溢出胸中满，

气泄大肠鸣。

弦冷肠中结，

扎 暴痛无成 为失血荣。

暴痛无成，是不痛也。洁古解得之，解作痛者又非，改为失血为当。

沉细仍兼滑，

应知是骨蒸，

皮毛皆总涩，

寒热两相承。

肾脏歌一

肾脏对分之，

膀胱共合宜。

王冬 身 行属水，

位北定无欺。

两耳通为窍，

三焦附在斯 二阴窍附斯。

三焦非肾所附，说见前篇。肾开窍于二阴与两耳，皆为肾窍。

　　　　　味咸归藿豆①，

　　　　　精志自相随。

　　　　　沉滑当时 本 脉，

　　　　　浮 摊 缓厄在脾。

　　　　　色同乌羽吉，

　　　　　形似炭煤危。

　　　　　冷积多成唾，

　　　　　焦烦水易亏。

　　　　　奔豚②脐下积，

　　　　　究竟骨将痿。

　　　　　实梦腰 难 脊解，

口难解，是不解也。

　　　　　虚行溺水湄。

　　　　　一斤余一两，

　　　　　 胁下 腰脊对相 垂 依。

《难经》曰：肾形如江豆③，相并而曲，附于脊膂，外

　　① 藿豆：藿菜与黑豆。《洁古老人注王叔和脉诀》卷三："肾象水而味咸。藿者，藿菜，常言落篱也。豆者，黑豆也，外则味咸，内则应肾。"
　　② 奔豚：古病名。五积病之一，为肾之积。出《灵枢·邪气脏腑病形》。《难经·五十六难》曰："肾之积，名曰贲豚，发于少腹，上至心下，若豚状，或上或下无时。久不已，令人喘逆，骨痿，少气。"
　　③ 江豆：即豇豆。

与脐相对。胁下，肝之部位，非肾位，亦不垂。

肾脏歌二

三部俱迟肾脏寒，

皮肤燥涩发毛干。

忽梦鬼神时入水，

觉来情思归无欢。

肾脏歌三

肾散腰间气，

尿多更滑精别本作"涩滑并"者，非。

软为膝胫痛，

阴汗岂无凭别本作"其中有聚散，聚散且

无凭"者，非。

实滑小便涩，

淋痛涩骓骓。

脉涩精频漏，

恍惚梦魂多。

小肠疝气逐，

梦里涉江河。

实大膀胱热，

小便难不通。

滑弦腰脚痛，

沉紧病还同。

单平匀无病恙，

浮紧耳应聋。

左右手分诊五脏五时脉歌

左右须候四时脉，

四十五动为一息日三气毕。

《难经》曰：脉不满五十动一止，一脏无气。《脉诀生死歌》云：五十不止身无病，数内有止皆知病，正本《难经》。今此乃曰四十五动为一息，及六部脉歌皆以四十五动为准，乖于《内经》，谬于名数。今于后六歌，皆当改作五十动为是。且一息者，一呼一吸也。四十五动，非止一息也。若以息为止息，则《脉经》所谓五十动不止者，五脏六腑皆受气，即无病。五十动一止，五岁死；五动一止，五日死。四十五动，除去五动，而不及五十，不知何意。今详此句，想因四时脉而言，或本于《内经》。冬至夏至各四十五日，为阴阳上下之期，一时六气九十日，三气得四十五日，今改为四十五日，以合《内经》。李晞范《脉髓》，作四十五动图说，亦巧而未敢信。通真子、洁古诸解穿凿，皆非。盖脉之流行，如环无端，无一息之停，未尝以五十动一止为限。但止即为病，依数而止，期以岁死，不依数而止，则为结、促、代三病脉矣。

指下弦浮急洪紧数时，

便是有风兼热极。

忽然匿匿慢沉细，

冷疾缠身 无他事 兼患气。

贼脉频来问五行，

屋漏雀啄①终不治。

左手寸口心脉歌

左手头指 火 木之子，

四十五动 五十动脉无他事。

左手者，病人之手。头指者，医者按脉初下第一部之
指，下准此。心火为木之子。

三十一动忽然沉，

顿饭忽来还复此。

春中候得夏须忧，

夏若得之秋绝体。

秋脉如斯又准前，

冬若候之春必死。

脉沉，顿饭之久然后来，乃绝止之脉，见于三十一动
之间。三十动一止，应在三年死。今云在三月一时之后，

---

① 屋漏雀啄：屋漏，喻脉象如屋檐漏水，滴沥而无伦次。为怪脉之一。
王冰注："屋漏，谓时动复住。"雀啄，怪脉之一。脉来急促，节律不齐，忽
然停止，止而复来，如鸟啄食之状。又作"鸡啄"。

是以月为年也。此下六歌之非皆然，当以在后生死候歌
为正。

左手关部肝脉歌

左手中指木相连，

脉候还须 来一息 足五十。

二十六动沉却来，

肝脏有风兼热极 克在二年为死日。

曰沉却来，即是止脉，不可为风热之诊，此歌盖传
误。大抵止脉，皆不吉之兆，诸家穿凿以求符合，皆非。
今直据诊生死候歌断之，二十动一止，二岁死。下仿此，
不再论。

三十九动涩匿匿，

本脏及筋终绝塞。

一十九动便沉沉，

肝绝未曾人救得。

左手尺部肾脉歌

左手肾脉指第三，

四十五动 五十动足无疾咎。

指下急急动 弦 数时，

便是热风之脉候。

忽然来往慢慢极，

肾脏败时须且救。

此病多从冷变来，

疗之开破千金口。

二十五动沉却来，

肾绝医人无好手。

努力黄泉在眼前，

纵在也应终不久。

右手寸口肺脉歌

右手头指肺相连，

四十五动五十动足无忧虑。

极急明知是中风，

更看二十余七度。

忽然指下来往慢，

肺冷莫言无大故。

一朝肺绝脉沉沉，

染病卧床思此语。

十二动而又不来，

咳嗽唾脓①兼难补。

---

① 脓：原作"浓"，形近致误，据周本、日刻本、《洁古老人注王叔和脉诀》卷四改。

发直如麻只片时 毛折皮枯喘不休，

扁鹊也应难救护。

发直如麻，小肠绝也，改作毛折皮枯，以合《难经》手太阴脉绝之证。仲景云：若汗发润，喘不休者，肺先绝。

右手关上脾脉歌

右手第二指连脾，

四十五动 五十动足无诸疑。

急动名为脾热极，

食不能消定若斯。

欲知病患多为冷，

指下寻之慢极迟。

吐逆不定经旬日，

胃气冲心得几时。

右手尺部 **命门** 肾脉歌

右手 **命** 肾脉三指下，

五十动足不须怕。

一十九动默然沉，

有死无生命绝也。

指下急急动如弦，

肾脏有风犹且治。

七动沉沉更不来，

努力今朝应是死。

七　表

一、浮者，阳也。指下 寻 按之不足，举之有余，

再再寻之，如太过 脉在肉上行曰浮。主咳嗽气促，冷汗自

出，背膊劳倦，夜卧不安。

《脉诀》曰：如太过曰浮。既曰举之有余矣，如何而

太过？曰太过，则浮洪、浮紧、浮弦之脉如何诊之？《脉

经》并无如太过之文。又，寻与按不同，按者重手于肌肉

筋骨部也，寻则或上或下，或左或右，随脉部以寻之。浮

脉按之不足，非寻之不足也。

按之不足举之余，

再再寻之指下浮。

脏中积冷荣中热，

欲得生精用补虚。

寸浮中风头热痛，

关浮腹胀胃虚空。

尺部见之风入肺，

大肠干涩故难通。

二、芤者，阳也。指下寻之，两头即有，中间全无 举

指浮大而软；按之，两边实，中间虚，**曰芤。** **主淋沥，气入小肠**

主失血。

芤，草名，其叶类葱，中心虚空。故以指按芤草叶，喻失血之脉。芤之名不见于《内经》。又曰安卧脉盛，谓之脱血。至仲景《伤寒论》曰：脉弦而大，弦则为减，大则为芤，减则为寒，芤则为虚，虚寒相搏，此名为革。亦未尝以芤为定名，但附见于革。至王叔和始立芤脉，《脉经》曰：芤脉，其象两边似有，中间全无。今《脉诀》乃曰两头则有，中间全无，则误矣。夫尺脉上不至关为阴绝①，寸口下不至关为阳绝②。若两头似有，中间全无，则是阴阳绝脉也，安得为芤脉乎？经曰：荣行脉中，是血在脉中行。脉以血为形，血盛则脉盛，血虚则脉虚③。故芤脉中空者，血之脱也。

芤脉，先举指时浮大而软，因按而中空。今《脉诀》首言指下寻之，非也。仲景曰：脉浮而紧，按之反芤，其人本虚；若浮而数，按之不芤，此人本不虚。是皆于按上以见芤脉，寻者在浮举沉按之间耳。下仿此。

指下寻之中且虚，

邪风透入小肠居。

---

① 阴绝：尺脉居下，以候肝肾之阴，主降，降极而升，升不至关，是为独阴，故曰："尺脉上不至关为阴绝"。

② 阳绝：寸脉居上，以候心肺之阳，主升，升极而降，降不至关，是为孤阳，故曰："寸口下不至关为阳绝"。

③ 虚：原作"血"，音近致误，据周本、日刻本改。

患时 淋沥 尿血兼疼痛，

大作汤丸必自除。

诸家论芤皆为失血之诊。今曰邪风入小肠而淋沥，非其证也，盖是尿血之证矣。

寸芤积血在胸中，

关内逢芤肠里痛。

尺部见之虚在肾，

小便遗沥血凝脓。

三、滑者，阳也。指下寻之，三关如珠动，按之即伏，不进不退 往来前却，流利展转，替替然①与数珠相似，应指圆滑，又曰漉漉②如欲脱，曰滑。主肢体困弊，脚手酸痛，小便赤涩。

《脉经》曰：轻手得之为浮滑，重手得之为沉滑。其象往来流利，应指圆滑，若珠之隐指。今《脉诀》曰按之即伏，不进不退，则是有浮滑而无沉滑也。经曰：一阴一阳者，谓脉来沉而滑也，是沉中亦有滑也，故王裳言《脉诀》论表不及里也。且脉有独见于一部者，有通三部见者，今曰三关如珠动，非也。按之即伏，不进不退，则是脉不往来而定，岂所谓滑乎？今取《脉经》所载，而去其浮中而有力之语，盖此语只言浮滑，亦一偏

---

① 替替然：喻脉来流利，连续更替之貌。
② 漉漉：莹润滑溜貌。形容脉象流利。

之言。夫血多则脉滑，滑之本体也。若气血和顺，其动
不涩、不急、不缓，和滑之脉，为不病；妇人为妊子。
今若曰滑为阳、为病热、为实，则此滑字，当带数及小
实言之。大抵此《脉诀》言脉之形状，往往未当，今据
经改正之。而脉下所主之证，多与本脉不类，改之则不
胜改，姑置之可也。

　　　　　滑脉如珠动曰阳，

　　　　　腰中生气透前肠。

　　　　　胫酸只为生寒热，

　　　　　大泻三焦必得康。

　　　　　滑脉寸居多呕逆，

　　　　　关滑胃 寒 热不下飡。

　　　　尺部见之 脐似冰 热下焦，

　　　　 饮水下焦声沥沥 月信不通尿血涩。

　　前脾脏歌云单滑脾家热，今云胃寒不下飡，何也？
《脉经》曰：关滑，胃中有热。又云，中实逆滑为热实，
故不欲食，食即吐逆，可明为热。池氏谬言肝木克脾土，
致寒弦为肝脉，滑岂肝脉乎？

　　《脉经》曰：尺滑，下[1]利，少气。《脉赋解义》[2] 云：

---

　　① 下：原作"不"，形近致误，据周本改。
　　② 脉赋解义：脉学著作，宋代医家吴洪撰。原书已轶，近年发现日本
内阁文库所藏江户写本《诊脉须知》五卷，该书为多种脉书之荟萃，其中卷
一就是《脉赋解义》。

男子尺滑，主膀胱冷气，小腹急胀，便旋利数。又云：尺滑，主胞络极冷，月经不调。直以滑脉为阴，主冷，不当。不若《脉经》所谓尺滑，血气实，妇人经脉不利，男子尿血为得。今《脉诀》云脐似冰，则滑为阴证；又曰：饮水则滑为阳热；又曰：沥沥作声，则滑为停水之证。既言冷又言热，不知何谓，今正之。

四、实者，阳也。 指下寻之不绝，举之有余 浮中沉三候皆有力，曰实。主伏阳在内，脾虚不食，肢体劳倦。

柳氏曰：实者，气结不通，欠疏快义。上部实，则气壅；下部实，则气胀；中部实，中脘①不快。

《素问》曰：气来实强，是谓太过，病在外；气来虚微，是谓不及，病在内。此表里虚实之诊也。今脉实而曰脾虚，未敢信。

> 实脉 寻之举 浮沉皆有余，
>
> 伏阳蒸内致脾虚。
>
> 食少只缘生胃壅，
>
> 温和汤药乃痊除。

举有余，止言浮实，故改之。

> 实脉关前胸热甚，
>
> 当关切痛中焦凭，
>
> 尺部 如绳应指来 当为下痢疼，

———

① 脘：原作"腕"，形近致误，据周本、日刻本改，

卷
上

四
五

腹胀小便 都 淋不 禁 忍。

如绳，非实脉之比，乃紧脉也，故改之。

《脉经》曰：尺实，小腹痛，小便不禁。又云：小便难，少腹牢痛。盖气来实强者，太过之脉，与淋沥相应，若云小便不禁，则膀胱不固，水泉不止，为下焦剧寒之证矣。《脉经》用当归汤加大黄，盖因热而用也。小便不禁，必传写之误，后云小便难者是也。洁古于此，一用姜附，一用承气，为两可之辞，将此为寒乎，以为热乎？

愚按：洁古《药注》《脉诀》及《难经》，皆他人托之洁古，必非此翁之书。

五、弦者，阳也。 指下寻之不足，举之有余，状若筝 弦，时时带数 端直以长，如弦隐指。**曰弦。主劳风乏力，盗 汗多出，手足酸疼，皮毛枯槁。**

指下左右皆无，从前中后直过，挺然于指下，曰弦。此血气收敛不舒之候。《脉诀》以弦为阳，《伤寒论》以弦为阴，《脉赋解义》亦云弦滑虽属七表，皆主于阴。《活人书》云：若弦而洪数者为阳，弦疾而沉且微细者为阴，主拘急。以愚观之，经曰阴中之阳肝也，当为半阴半阳之脉。《脉诀》曰：指下寻之不足，举之有余，则是有浮弦而无沉弦也。经曰：脉沉而弦者，主悬饮内痛，是沉中亦有弦。又曰：时时带数，则是弦数二脉相兼，非单弦脉也。《素问》曰：气来耎弱，轻虚以滑，端直以长曰弦。

今不取轻虚以滑，恐有弦数弦迟兼他脉之诊，故止以弦本状，端直以长为弦。然有弦而细，有弦而粗，看在何部，弦而煖，其病轻；弦而硬，其病重。大率弦脉急强，血气不和之所生也。又有偏弦双弦之诊。

弦脉为阳 端直以长 **状若弦，**

四肢更被气相煎。

三度 解 温①劳风始退，

常须固济下丹田。

弦、浮、数、大，四者皆劳也。大者易治，脉气未衰，可敛而正也。弦者难治，血气已耗而难补。双弦则贼邪侵②脾，尤为难治，加数则殆矣。《内经》曰劳者温之，不可用解。

寸部脉紧一条弦 寸弦头痛胸中痛，

胸中急痛状绳牵 左关疝癖痛挛拘。

关中有弦寒在胃 右关有饮寒留胃，

下焦停水满丹田 尺弦腹痛腰脚拘。

既歌弦脉，又言脉紧，非也。此歌脉证未是未尽，今改作。

---

① 温：原本作"治"，据周本及日刻本改。
② 侵：原作"亲"，音近致误，据周本及日刻本改。

《脉经》曰：寸弦，心下愊愊①，微头痛，心下有水气，一云胸中拘急。关弦，胃寒，心下厥逆，一云心下拘急，此胃气虚故尔。尺弦，小便痛，小腹及脚中拘急，一云脐下拘急。

六、紧者，阳也。指下寻之，三关通度，按之有余，举指甚数，状如洪弦来往有力，左右弹人手，既如转索，又如切绳②，曰紧。主风气，伏阳上冲，化为狂病。

《内经》《难经》未言紧也。《内经》曰急不曰紧，曰来而左右弹人手，有紧脉之状，未有紧脉之名。至仲景，曰紧者如转索无常；又曰紧脉从何而来，假令亡汗若吐，以肺里寒；假令咳者，坐③饮冷水；假令下利，以胃中虚冷，皆因寒而脉紧。故脉急为寒，诸紧为寒。至王叔和《脉经④》，则又增如切绳状。故愚合三书所论以形容之。左右弹人手者，紧脉来之状，左右弹人手也。转索无常者，索之转动，不常在一处，或紧转在左，或紧转在右，此举指而得紧脉之状也。切绳状者，绳以两股三股纠合为微⑤缠，又以物切之，其展转之紧，得之于按指而见，以

---

① 愊愊（bībī 逼逼）：原作"幅幅"，形近致误，周本作"愊愊"，当从。据《脉经》卷二第三改。愊愊，郁结貌。

② 切绳：按在绳索上。切，按。如《素问·脉要精微论》王冰注："切，谓以指切近于脉也。"

③ 坐：因为，由于。

④ 经：原脱，据周本、日刻本补。

⑤ 微：原作"徽"，形近致误，据周本、日刻本改。

指按脉，犹如切绳。合此三者论之方备。

《脉经》曰：重手得之为沉紧，轻手得之为浮紧。故咳嗽之脉沉紧则死，中恶之脉浮紧则死。今《脉诀》曰：状若洪弦，此误也。紧为寒为痛，弦为寒为饮，洪为气为热，主疾既殊，治之亦异，一概言之，为害甚矣。且弦小于紧，数大于弦，洪则不然，举按盛大，非与二脉同也。又紧而迟为寒，紧而数为热，若曰按有余，举甚数，则又类实脉。若紧迟紧细，又何以诊？又总曰三关，不曰三部，又昧于尺寸之名。今悉改之。

论此紧脉者，或曰在筋肉之间通度，或曰按之实数，是有三部之通紧而无各部之独紧，有按之紧，而无浮之紧，皆一偏之辞。

仲景曰：脉至如转索者，其日死。为其紧急不软，无胃气也。转索一也，有死生之分，宜详辨之。

紧脉三关数又弦，

上来风是正根元。

忽然强语人惊怕，

不遇良医不得痊。

前言状若洪弦，今曰数又弦，是见之不明，而频移其说以迁就也。前云主风气伏阳化为狂，今去伏阳独言风。仲景及《脉经》，皆曰诸紧为寒，非可以为风狂伏阳之诊。《难经》曰重阳者狂，岂紧脉为重阳乎？重阳者，谓阳部更有洪大滑长数等脉见耳。《内经》曰：阴不胜其阳，则脉流薄疾，并乃狂。薄疾者，极虚而急数，并谓盛实，亦非紧脉也。

紧脉关前头里痛，

到关切痛无能动。

隐指寥寥 转索无常 **入尺来，**

缴结 疼痛 **绕脐长手捧。**

脉紧如转索，非隐指寥寥之状；缴结非痛之状，今改之。李氏曰阳脉至阴部，自然隐伏指下，寥寥入来，若在寸部，则不寂寥。以愚观之，脉随病而见，不随部而改。小腹痛，必寒气固结，攻击于下焦，所以脉紧，安有因在尺部，而脉变形乎？

七、洪者，阳也。 指下寻之极大，举之有余 极大在指下，来大去长而满指，**曰洪。主头痛，四肢洪热，大肠不通，燥热，粪结，口干，遍身疼痛。**

指下寻之极大，举之有余，是浮沉皆大之象，有类实脉矣。《脉经》曰极大在指下，不言举按，可以见洪之本状。诊者自当随其见于浮沉以参求尔。

极大在指下者，指下前后左右四旁，脉来皆盛大满指，是言本体之形大也。来大去长，言其来去之形大也。

洪脉根元本是阳，

遇其 季夏 夏月 **自然昌。**

若逢秋 季 月及冬 季 月，

发汗通肠始得凉。

仲景曰立夏得洪大脉，是其本位，为应时之脉。今曰季夏，池氏迁就以为季夏心火渐退，得脾土偃之，其热病自退。若然，则秋冬只在九月十二月得洪脉方可发汗通肠乎？今季字皆改为月字。

洪脉关前热在胸，

当关翻胃 几千重 热来冲，

更向尺中还若是，

小便赤涩脚酸疼。

八　里

一、微者，阴也。 指下寻之极微①，再再② 寻之，若有若无欲绝非绝，又曰按之如欲尽，曰微。主败血不止，面色无光。

若有若无，欲绝非绝，所以形容微之不可见，按之如欲尽，谓必轻手诊则可见，重手按则欲尽而无也。微与濡弱相类，极软而浮细曰濡，极软而沉细曰弱，极细而软，无浮沉之别者，微脉也。微与涩细何以分？细而又短于

---

① 极微：此上《洁古老人注王叔和脉诀》卷六有“往来”二字。

② 再再：原本作“冉冉”，据周本、日刻本、《洁古老人注王叔和脉诀》卷六改。

微，来往蹇滞曰涩，细而稍大常有曰细，细而稍长似有似无曰微，合五脉相类者详分之，则微脉可知矣。

阳微恶寒，阴弱发热。微浮虽甚不成病，不可劳。

《脉经》曰：脉者，气血之候。气血既微，则脉亦微矣。沉微则补阴，浮微则补阳，调补之道，以此为准。凡得是脉，必羸弱气虚为宜，故风劳气虚之病，多得是脉。

柳氏曰：脉分四时，春夏发生长旺，畏见此脉，秋冬见尚庶几。又曰人禀气以生。若微脉太过，阳亏气乏，何足以生。

指下寻之有若无，

漩之败血小肠虚。

崩中日久为白带，

漏卜多时骨木枯。

微脉关前气上侵，

当关郁结气排心。

尺下见之脐下积，

身寒饮水即呻吟。

微在尺，为阴盛阳虚，故为身寒，不可饮水。若饮水，则两寒相搏，痛而呻吟也。通真子曰多声，池氏曰身寒饮水，李氏曰好饮冷水，皆非也。

二、沉者，阴也。指下寻之似有，举之全无，缓度三

关，状如烂绵①举之不足，按之有余，重按乃得，在肌肉之下，**曰沉。主气胀两胁，手足时冷。**

轻指于皮肤间不可得，徐按至肌肉中部间应指，又按至筋骨下部乃有力，此沉脉也。沉与浮相反，与伏相近。沉脉，重按乃得于筋骨下部，若伏脉，则虽重按至筋骨下部亦不见，必用指推开筋方可见脉。《难经》曰：伏者脉行筋下也。《内经》曰：推而内之，推而外之。皆是用指推筋脉以求之，非一定其指于病人臂上，俟其脉之自见也。此持脉口诀也。

《脉经》曰：沉者，阴脉之始也。其象，按之至筋骨得之者是也。其体沉潜，深居诸脉之下，有地之气焉。凡诸脉即沉而见，则知其在阴而里受之。今《脉诀》曰按之似有，状如烂绵曰沉。如此，则沉弱、沉微、沉细之脉，又当何如而诊之？甚失《脉经》之意矣。经曰关以后者，阴之动也，脉当见一寸而沉。过者，法曰太过。减者，法曰不及。岂有按之似有，状若烂绵之不及也。

按之似即有举还无，

气满三焦脏腑虚。

冷气不调三部壅，

通肠健胃始能除。

按之似有，是沉微脉，非独沉也，今改云按之即有。

---

① 绵：原作“锦”，形近致误，据周本、日刻本改。

沉为阴，通肠宜温药利之。

寸脉沉兮胸有痰，

当关气 短 痞痛难堪。

气短者，气不能相续，似喘而实非，气上冲，似呻吟而无痛，乃气急而短促也。今曰痛难堪，则非气短。《脉经》曰：关沉，心下有冷气，苦满吞酸，则痛者气痞不通而痛也。

若在尺中腰脚重，

小便稠数色如泔。

三、缓者，阴也。指下寻之，往来迟缓，小于迟脉 去来亦迟，小快①于迟。又曰阳脉浮大而濡，阴脉浮大而濡，阴脉与阳脉同等，曰缓。主四肢烦闷，气促不安。

缓者二义：去来小迟，小快于迟，每居中部或下部间，柔软而慢，但小于沉脉，兼之缓软，此有邪之诊，为不及之缓。阴阳气和，阳寸阴尺，上下同等，同浮大而软，无有偏胜，此无邪之诊，为阴阳和缓之缓。缓与迟二脉相类，缓脉大而慢，迟脉小而衰，缓者卫有余而荣不足，迟者阴气盛而阳气衰。二诊不同，迟脉一息三至，缓脉一息四至。

《脉经》曰：缓脉小快于迟。今《脉诀》反云小于迟脉，误矣。四肢烦闷，气促不安，皆非缓脉之证。

---

① 快：原作"駃"，为"快"之俗字，今律正为"快"，下同。

来往寻之状若迟，

肾间生气耳鸣时。

邪风积气来冲背，

脑后三针痛则移。

缓脉关前搐项筋，

当关气结腹难伸。

尺上若逢癥冷结，

夜间常梦鬼随人。

四、涩者，阴也。指下寻之似有，举之全无，前虚后

实，无复次序细而迟往来难，且散，或一止复来，又曰短而止，

曰涩。主腹痛，女子有孕，胎痛，无孕，败血为痛。

脉来蹇涩，细而迟，不能流利圆滑。涩者濇也，与滑

相反。如刀刮竹，竹皮涩，又有节，刀刮而行涩，遇节则

倒退，有涩脉往来难之意。如雨沾沙，沙者不聚之物，雨

虽沾之，其体亦细而散，有涩脉往来散之意。或一止复

来，是因涩不流利之止，与结促代之止不同。《玉函经》

曰：切脉定知生死路，但向止代涩中取。看取涩脉与止

代，此是死期之大概。涩脉与外有形证，未可断他殂大

命。若是形证与代同，尺部见之皆死定。黎氏曰：代者止

也。一脏绝，他脏代至，为真死脉，不分三部，随应皆

是。涩者，三五不调，如雨沾沙，为精血不足之候，与代

相似，然三秋诊得涩而有胃气为平脉，右手寸口，浮短而

涩，为肺正脉，二者皆非死脉。若尺寸俱浮紧而涩，外证

必发热恶寒，项强腰痛，牵连百节俱痛，乃太阳经伤寒，汗之愈。举此数端，以见涩脉与代脉不可例观。尺脉者，人之根本，涩为精血不足之候，若独于尺中见涩，则死候也。

《脉经》曰：涩脉之象，往来蹇滞，行而多碍。夫脉者，资血气而行，血气损伤，荣卫行涩，故脉亦涩。《脉诀》曰：按之似有，举之全无，是有沉涩无浮涩。经曰：一阴一阳，谓脉来浮而涩也。则是浮中亦有涩，岂独沉有涩乎？盖浮而涩者荣卫伤，沉而涩者精血损，表里之证不同，故脉亦异，岂独有里而无表乎？《难经》曰：前小后大，前大后小，其前后以尺寸论也。今云前虚后实，涩为少血，其形蹇滞，细短且散，安能后实？若后实则非涩矣。其曰无复次序，即《内经》所谓参伍不调①，上下如参舂②之脉，是脉之乱，脉乱则死矣。今以《脉经》改之。

涩脉如刀刮③竹行，

丈夫有此号伤精。

妇人有孕胎中痛，

① 参伍不调：参伍，《素问识》："以三相较，谓之参；以伍相类，谓之伍。盖彼此反观，异同互证。"亦即比较、比较、权衡、辨证之意。不调，指上下文诸多形体与脉气不相协调的病证。

② 参舂（chōng 充）：舂，原作"春"，形近致误，据《素问·三部九候论》改。参舂，指脉来如舂杵，此上彼下，彼上此下，轻重不一。《读素问钞》："谓大数而鼓，如参舂杵之上下也。"

③ 刮：原作"割"，形近致误，据周本、日刻本、《洁古老人注王叔和脉诀》卷六改。

无孕还须败血成。

涩脉关前胃气并，

当关血散不能停。

尺部如斯逢逆冷，

体寒脐下作雷鸣。

五、迟者，阴也。指下寻之，重手乃得隐隐一息三至，去来极迟，曰迟。主肾虚不安。

中风口喝，脉浮而迟则生。今《脉诀》于迟脉曰重手乃得，是无浮迟之脉乎？立脉之名曰迟，以其比平人一息四至，减去一至故也。今曰隐隐，果何所似？且如蛛①丝，曰阴衰；如风吹毛，曰肺死。微甚欲绝，伏甚不出，则庶可隐隐形容之。三至为迟，何隐隐乎？

迟脉人逢状且难三至为迟一息间，

迟脉一息三至，以至数之，至为易见。

遇其季夏不能痊。

神工诊着知时候，

道是脾来水必干或是脾虚或肾寒。

通真子曰：迟脉属肾，肾水忧在土，土季夏王。洁古云：迟本土也，当仿此一脉为时胜，故长夏胜冬，土克水。池氏曰：季夏现迟，季夏土正旺，胜其肾水，水必枯，病不痊。抑脾土，滋肾水，方为良工。以愚考之，

---

① 蛛：原作"珠"，形近致误，据周本、日刻本改。

《内经》曰：脉迟者为脏病。《难经》曰：迟者阴也。迟为在脏，非脾旺脉，亦非属肾之脉。假使季夏土旺，脾能克肾，不缘脉迟，阿阿和大而缓，是脾之正脉。是因季夏时而旺，不病之脉。若素有肾虚之病，则忧之。若曰因时王脉，能克所胜，则是春肝脉旺，必克脾土，四时旺脉，因序而见，人人四时皆病矣。今此《脉诀》之意，盖以夏月万物盛大，阳现之时，而得迟脉，为失时，反证阴气大盛。脾者，阴中之至阴也，迟在脾则脾冷。肾者亦阴也，迟在肾则肾冷。《内经》曰：未有脏形，于春夏而脉沉涩，秋冬而脉浮大，命曰逆四时。今迟脉在夏，亦逆四时也。

> **寸口迟脉心上寒，**
>
> **当关腹痛饮浆难。**
>
> **流入尺中腰脚重，**
>
> **厚衣重覆也嫌单。**

六、伏者，阴也。 指下寻之似有，呼吸定息全无，再再寻之，不离三关 极重按之，着骨乃得。又曰关上沉不出，又曰脉行筋下，**曰伏。主毒气闭藏三关，四肢沉重，手足时冷。**

伏脉者，初下指轻按，不见；次寻之中部，又不见；次重手极按，又无其象；直待以手推其筋于外而诊，乃见。盖脉行筋下也。若如常诊，不推筋以求，则无所见。昧者以为脉绝矣。芤脉因按而知，伏脉因推而得。伏与沉相似，沉者重按乃得，伏者重按亦不得，必推筋乃见也。若重按不得，推筋着骨全无，则脉绝无而死矣。《脉诀》

曰：指下寻之似有，则非伏也；呼吸定息全无，则脉绝也。再再寻之，不离三关。三关，三部一寸九分之位也，岂他脉之诊乃离舍三关乎？此《脉诀》言伏脉之状最谬。

> 阴毒伏气切三焦，
>
> 不动荣家气不调。
>
> 不问春秋与冬夏，
>
> 徐徐 发汗 调理始能消。

伏为积聚。有物为积，有荣积，有卫积，有脏积，随所积而施治可也。今曰不动荣家气不调，是先治荣血而气自调也。必也治荣积而见伏脉者方可，若夫气积及食物积、脏积，又当各治其本。且气为是动，血为所生者，《难经》曰：气留而不行者，为气先病；血滞而不濡者，为血后病。故先为是动，后为所生病。以此论之，当先调气而血自顺。亦有血先病而气后病者，随病施治可也，难乎执一。其因物聚者，又必以所恶者攻之，以所喜者诱之，亦不专于先动荣也。

通真子曰：伏脉不可发汗，更宜消息。诚哉是言。《内经》曰：其有邪者，渍形以为汗；其在皮者，汗而发之。仲景曰：脉浮者，病在表，可发汗。又曰：表有病，脉当浮。今伏脉乃在里之病，岂宜发汗？虽曰徐徐，其动表一也，非其治也。洁古又引阳盛阴虚，汗之则愈，以升麻汤、麻黄汤、附子细辛麻黄汤为治，亦非也。《难经》所云，仲景所述，曰阳盛阴虚者，谓伤寒之邪，在表为阳，在里为阴。邪入皮肤，恶寒发热，是表虚而受邪，曰阳虚；未传入里，里未受邪，曰阴盛。故云汗之则愈，非论伏脉为阴盛也。假使阴毒为病，正当随浅深，用温药祛逐，其可发汗邪？

积气胸中寸脉伏，

当关肠癖常冥目。

尺部见之食不消，

坐卧非安癥瘕攻痛还破腹。

七、濡者，阴也。指下寻之似有，按①之依前却去极软而浮细，轻手乃得，不任寻按，曰濡。主少气，五心烦热，脑痛耳鸣，下元冷极。

有余于上曰浮，既浮而细曰软，浮而软细曰濡。按之无有，举之则浮细而极软，必轻手乃可得。《脉经》口：如帛衣在水中。帛漫在水，虚浮见于水面，若用指按之，则随手而软散，不与手应，此濡脉之状也。濡与迟弱相近，一息三至，随浮沉而见，曰迟；极软而浮细，轻手乃得，不能沉，曰濡。轻软而沉细，按之乃得，重按欲绝，指下不能起伏，不能浮，曰弱。濡弱迟微之脉，皆气血之不足者也。大病后或产妇喜见此等脉，平人强人忌见之，更随时随病消息之。

《脉诀》曰指下寻之似有，与言伏脉同，何是何非耶？

---

① 按：此上《洁古老人注王叔和脉诀》卷六有"再再还来"四字。

且诸脉之应，皆一来一去，如曰来疾去迟，曰来盛去不盛，以别钩脉，外实内虚之诊。今曰按之依前却去，其状果何如耶？

《内经》曰软，《脉经》曰濡，同一脉也。《难经》曰：春脉弦，濡弱而长，按之濡，举之来实者，肾也。沉濡而滑曰石，是皆兼他脉。以濡在中和之，为胃气之本，为平脉，旺脉。若濡脉独见，则病脉也。《内经》曰：心脉耎散，当消环自已①。肝耎散，病溢饮；胃耎散，病食痹；脾耎散，色②不泽，足胻肿；肾耎散，病少血。其言耎散脉，与搏坚而长对言，病也。故《难经》亦以③气来虚微、来实强对言之，非所谓濡与虚弱之诊也。

按之似有举之无 举全无力按如无，

《脉诀》此句全非濡诊。《活人书》曰：按之似无，举之全无力，曰濡。今从之。

髓海丹田定已枯。

四体骨蒸劳热甚，

脏腑终传命必殂。

濡脉关前 人足汗 虚自汗，

《脉诀》足字，本为充足之足，昧者误以手足之足训

---

① 心脉耎散……自已：软而散者虽为正虚，但病尚浅，稍后可以自愈。消，稍也。环，还也，旋即三意。

② 色：原作"食"，音近致误，据周本改。

③ 故难经亦以：原作"独言（当作故以）"，据周本改。

卷

上

六
一

之。今改为自汗，庶无误也。

当关少气精神散。

尺部绵绵却恶寒，

骨与肉疏都不管。

八、弱者，阴也。指下寻之，如烂绵①相似，轻手乃得，重手乃无，快快不能前极软而沉细，按之如绝指下，曰弱。主气居于表，生产后客风面肿。

弱者，扶持不起之状，不能起伏，不任寻按，大体与濡相类。濡脉细软而浮，弱脉则细软而沉，以此别之。病后见此脉为顺，强人平人见之，为损为危。独见一部或二部，犹庶几，三部六部见之，甚矣。

《脉经》论弱，云按之乃得，举之无有。今《脉诀》云轻手乃得，重手乃无，与经相反。今改之。又弱为虚候，气血损减。今云气居于表，果何证乎？表病，脉必因浮而见。今弱脉沉细在下，何以诊表？《素问》曰：面肿曰风。不拘于产后也。弱脉亦难以验风。

三关脉行快快不能前，

只为风邪与气连软细而沉似烂绵。

少年得此须忧重，

老弱逢之病却痊。

---

① 绵：原作"锦"，形近致误，据周本、日刻本改。

关前弱脉阳道虚，

关中⬛有此气多疏⬛虚热胃虚疏一作"气多粗"，尤非。

《脉经》曰：关弱，胃气虚，胃中有客热。脉弱为虚热作病。有热，不可大攻之，热去则寒起矣。

池氏曰：关乃阴阳分处，脉弱则阴阳隔绝，主气喘。李晞范因之。今按：气喘者，脉必实；脉弱，则气乏，不足以息。今依《脉经》改之。

柳氏曰：气虚羸弱，弱脉乃见。寸弱为阳气虚，尺弱为阴气虚，关弱为胃虚。仲景曰：诸弱发热，乃弱为阳虚，虚而发热，非实热也。大抵阳少阴多，皆为不足之候。《脉经》曰：弱为虚为悸。

《内经》曰：脉弱以滑，是有胃气，命曰易治。脉小弱以涩，谓之久病。同一弱也，以滑涩相兼而易诊。

若在尺中⬛阴气绝⬛阳气少，

⬛酸疼引变上皮肤⬛骨烦发热痛难居。

《脉经》曰：尺弱阳气少，发热骨烦，又云少血。《脉经》曰：骨烦者，肾主骨髓也。《脉诀》作皮肤，乃肺之合，非肾所主，今改之。

九　道

通真子曰：七表八里为阴阳正脉，外有九种脉相通而见者，经所谓脉来浮滑而长，沉涩而短，浮大而牢之类是也。以愚观之，脉无正不正之定名也。为邪为病而见，则二十四字皆不正之脉。因时而旺，随脏而应，则皆正脉也。脉合阴阳，难以七表八里为阴阳正脉。《难经》曰：浮、滑、长，皆阳脉；沉、涩、短，皆阴脉。非别以长短为阴阳正脉之外也，是长短与浮沉滑①涩，同为阴阳也。又曰外有九种脉相通而见，故曰九道。且脉之相通，乃众脉参互为一，以示证也。二十四字，除浮沉结促代伏，居于上下，止于缓急，不能相通，其他皆相通。《难经》曰：一阳一阴，谓浮而涩，是八里通乎七表也。一阴一阳，谓沉而滑，是七表通乎八里也。《内经》所载，仲景所论，多通众脉而言病。

　　《脉经》二十四字，有散、数，无短、长。《脉诀》去散、数，增长、短，亦以足二十四字。《脉经》论二十四字通为一处，亦无次序之定，盖脉随变而见。但宜以阳脉从阳类，阴脉从阴类，不可以一浮二芤为定序。且三至为迟，六至为数，迟阴在脏，数阳在腑，经文皆对言也。今取迟去数，其可乎？是知脉不可以二十四字为定数也，亦不可立表里道之异名也。陈氏、沈氏并用散数为九道，用《脉诀》九道之名数，而不取长短，亦非也。今增散数二脉于后，以足《脉经》之所论。而不去长短者，脉之所当述者也。既不拘于表里道二十四字之数，则脉之以一字立

_____

　① 滑：原作"活"，音近致误，据周本改。

名，皆详论可也。或曰：子既辨表里道之非，不删而述其旧文，何也？曰：此朱文公作《孝经刊误》、程子述《大学亲民》之例也。不删者，存其旧也。用墨圈者，当删者也。辨其下者，使人皆知其非，不复为旧文所惑，不删之删也。

一、长者，阳也。指下寻之，三 关 部如持竿之状。举之有余曰长，过于本位亦曰长。主浑身壮热，坐卧不安。

从尺至关，连寸口，直过如横竿之状，此三部之长脉。过于本位，谓或尺或关或寸，过于一指之外。此各部之长脉，欲知其病，则必于浮沉迟数大小之间求之。若不大不小，不浮不沉，不迟不数，则气自治而无病，经曰长则气治是也。

大概平人病人，脉长为吉，深且长，寿脉也。尺脉长，根深蒂固；心脉长，神气有余。《内经》：心脉搏坚而长，病舌卷不能言；至肾脉搏坚而长，病折腰。此六脉者非以长为病，以搏坚相合为病也。春肝脉，软弱轻虚而滑，端直以长。肝脉，如循长竿末梢曰平，如循长竿曰病，有余而过故也。

长脉迢迢度三关，

指下来时又却还。

通真子曰：此云来时又却还者，似一阴三阳之脉。愚曰：非也。来而还，只可谓脉之来去。然诸脉皆如是，若不能自还，则代而死矣。一阴三阳者，谓脉来浮滑而长，时一沉也，是四脉共见也。

阳毒在脏三焦热，

徐徐发汗始能安。

洁古曰：此阳明脉，尺寸俱长，当汗，阳化气也。今按：假使是阳明证，亦难专于发汗，正阳阳明当下，太阳阳明当汗，少阳阳明随证解利。当依表里分汗下。

二、**短者，阴也。指下寻之，不及本位曰短。主体虚恶寒，腹中冷气**作生气，非，**宿食不消。**

寸口尺中皆退促，附近关中见一半，如龟缩头曳尾之状，以其阴阳不及本位，故曰短。若关中短，上为寸脉，下不至关；下为尺脉，上不至关，是阴阳绝脉，此皆不治决死，故关中不以短脉为诊。

《脉经》曰；短脉之象，应指而回，不能满部。浮而短者，荣卫不行；沉而短者，脏腑痞塞。短与长对，知长则知短矣。

短脉阴中有伏阳，

气壅三焦不得昌。

脏中宿食生寒气，

大泻通肠必得康。

通真子曰：《脉诀》以一阳三阴，脉来沉涩而短，时一浮，乃云有伏阳耳。今按：《脉诀》单论短为阴中伏阳，盖以短为阴，脉短为气病，气不得舒畅，则阳气郁伏于内，非论沉涩短浮四脉共见也。《内经》曰：疏其血气，令其条达，而致和平。今曰大泻通肠，亦当随病浅深用药可也。

三、虚者，阴也。 指下寻之不足，举之亦然 迟大而软，按之无力，隐指豁豁然①空，曰虚。主少力多惊。

虚脉，因按而知其虚，其诊法与芤同，皆以按而见浮大而软，按之中无旁有，为芤；迟大而软，按之隐指，豁豁然空，为虚。《内经》曰：脉虚血虚二脉，皆因血而见，失血则中无，血虚则中空。《脉诀》言寻之不足，举指亦然，乃微濡之脉，非所以形容虚也。虚与实对，实于中为实，故浮中沉皆有力，内不足为虚，故按之豁豁然空。

恍惚心中多愕惊，

三关定息脉难成 按之无力脉虚轻。

血 生 虚脏腑生 寒热 烦热，

补益三焦便得宁。

四、促者，阳也。指下寻之，极数，并居寸口，又曰来去数，时一止，复来，曰促。渐加则死，渐退则生。

促脉，尺微关细，寸口独实而滑数，并居于上，或来去数，时一止，复来。黎氏曰：促脉虽盛疾，必时一止，复来者，如趣之蹶也，故徐疾不常。

促脉前来已出关，

并居寸口 血成斑 证危难。

---

① 豁豁然：空虚貌。

血成斑，非促脉证。

忽然渐退人生也，

若或加时命在天。

五、结者，阴也。指下寻之，或来或去，聚而却还脉来缓，时一止，复来，无常数。又曰：脉来动而中止，更来小数，中有还者反①动，曰结。主四肢气闷，连痛时来。

迟而小快为缓，应指暂歇为止，缓而止为结。通真子曰：据经谓往来缓，时一止，复来，为结，其言是也。此云或来或往，聚而却还，与之稍异。来去者，脉之常也。聚而还，何以见脉之结？今根据仲景所论改之。《脉经》只云来缓，时一止。《难经》又云无常数。今依《难经》增之。盖止而复来，数至，间或三两至，或又一止，无常数。若有常数，如五动一止，又五动一止，依数而止，则为死脉，可依止数，克死期矣。详见下代脉辨。

仲景曰：蔼蔼如车盖，曰阳结，乃阳气郁结于外，不与阴气和杂也；累累如循长竿，曰阴结，乃阴气郁结于内，不与阳气和杂也。又曰脉浮数，能食，不大便，此为实，曰阳结；脉沉迟，不能食，身体重，大便反硬，曰阴结，亦以阴阳气偏结，因兼证而分之，不以脉止为结也。《内经》曰：结阳者，肿四肢；四肢者，诸阳之本也。结

---

① 反：此上原重一"反"字，据周本、日刻本删。

阴者，便血，阴主血也；二阳结，谓之消，谓大肠胃热；三阳结，谓之膈，谓小肠、膀胱热；三阴结，谓之冰，谓脾、肺寒；一阴一阳结，谓之喉痹，谓心主、三焦热，是亦分阴阳之结也。王氏《脉经》盖因仲景之文，于脉缓止却为结阳，数止却为结阴，误甚，详述在代脉下。其实《脉诀》之结脉为阴，与促脉为阳相对，非若《内经》与仲景所言有阴阳之分也。若必论阴阳，结则缓而止为结阴，数而止为结阳方允当。

> 积气生于脾脏旁，
>
> 大肠疼痛卒难当。
>
> 渐宜稍泻三焦火，
>
> 莫谩多方立纪纲。

六、代者，阴也。指下寻之，动而复起，再再不能自还动而中止，不能自还，因而复动，曰代，主形容羸瘦，口不能言。

代者，此脉已绝，他脉代其至之义。一脏气绝，而他脏之气代而至也。代与止异者：止者，按之觉于指下而中止；代者，忽还尺中，停久方来，则是歇至，数动，止而复来，因其呼吸阴阳相引，乃复动也。今《脉诀》曰动而复起，则不代矣，是不明动而中止为代也。再再不能自还之下，却不言因而复动，是不能自还之后，脉绝不来矣。今以仲景原文改之。

《内经》曰：代则气衰。脾脉代，注云耎弱也。仲景曰：伤寒，脉结代，心动悸，炙甘草汤主之。皆不以代为死脉也。王氏《脉经》始曰脉结者生，代者死。仲景言结代脉曰：脉按之来缓，时一止，复来，名曰结。又脉来，动而中止，更来小数，中有还者反动，名曰结，阴也；脉来，动而中止，不能自还，因而复动，名曰代，阴也，得此脉者必难治。王氏《脉经》述之，而与仲景本文有差。仲景两明结脉，总曰阴也。《脉经》分前一论来缓，时一止，名曰结阳，多添一阳字；于后一论中有还者反动，改作不能自还，举之则动，却依本文曰结阴也。以前为结阳，则脉缓非阳也此盖《脉诀》所谓结脉；以后为结阴，则脉数乃阳也此盖《脉诀》所谓促脉，且不能自还，与代脉同。何以为结脉？且结代同，而中止皆同，自还为结，不能自还为代，正以分二脉之异，今混而同之，不可也。代则血气衰虚，不能相续，因其呼吸相引复动，此所以代为难治。《活人书》云阴盛则结，主胸满烦躁，阳盛则促，主积聚气痞，忧思所成。大抵结促二脉，虽时一止，为病脉，非死脉也，代则真死矣。或曰：死脉必代，而代脉未必皆死者何①也？人见其脉动摇来往，略有一止，便以为代，便以为死，鲜有不失者。盖代脉固以其有止，而有止者未可便以为代，何也？诸脉有止者四：涩、促、结、代也。脉细而迟，往来难，时一止者，为涩；脉来数，时一

---

① 何：原作"止"，据周本改。

止者，为促；脉来缓，时一止者，为结。凡此三者均谓之止。而其所以止者迥然不同，为病亦异，而皆非死脉也，必别于此，毫发不爽。见其所谓止者，不过于涩、促、结中之止，则随脉主病，真见其止如代中之止，然后断之为死，则不失矣。代脉之止，其止有常数而不忒，如十动一止，则数十止皆见于十动之后，如二十动一止，则数十止皆见于二十动之后，及加进亦如是，方为代脉。

王氏《脉经》于代脉依仲景，却改脉来作来数，则又混促脉之止，必全依仲景本文方是。

代脉时时动若来 动而中止不能还，

再而复动似还无 复动因为代脉看。

三元正气随风去，

魂魄 **冥冥何所拘** 升沉旦夕间。

曰动若来，则不止也。一作动若浮，尤悖理。洁古亦随缪解之何也？曰似还无，于脉状何似①，故改之。

七、牢者，阴也。指下 寻之则无，按之则有 似沉似伏，实大而长，微弦，**曰牢。主骨间疼痛，气居于表。**

寻之则无，按之则有，则沉脉也，可以言牢脉所见之位，而失言牢脉之本状。似沉似伏者，牢脉所居之位也；实大而长微弦者，牢脉之形也。《脉经》曰有似沉伏，沈

---

① 似：原作"以"，据周本改。

氏分言似沉似伏，尤为明著。又曰：低而不浮曰沉，按之极下曰伏，隐指偪偪①曰实，满指洪盛曰大，过于本位曰长，紧而直曰弦，兼是数者为牢脉。黎氏曰：牢者，坚也，固围之象，气之郁结故如此。柳氏曰：牢实不转移，主有积聚，主疼痛不移其处，得此一脉，病邪牢坚，其病难愈。

沈氏曰：阴阳革否，其气沉伏在下，固结不移，其气欲上出而不得，故曰革也。今按：古今多以革与牢混论。《素问》云：浑浑革至如涌泉②，绵绵其去如弦绝，死。曰革至如涌泉，流出之甚也；绵绵其去，流而不返义；如绝弦者，若弓弦琴瑟弦，断绝不可再续义，故云死。王③贶曰：革脉浑浑如涌泉，谓出而不返也，为阴气隔阳；又为溢脉，溢脉盖自尺而出，上于鱼际，离经无根本；又有覆脉，自寸口下退，过而入尺，皆必死。此等脉见于两手或一手，难以逐部求。或曰牢脉即黄帝之所谓革脉，《千金翼》亦以革为牢，是以革牢同一义。然《内经》浑浑革至如涌泉，则此革不与《脉经》沉伏之革同矣，然则牢革两义也。《难经》曰：牢而长者，肝也。牢阴长

---

① 隐指偪偪：意脉来撞击指下，沉重坚实。隐指，《濒湖脉学》认为当作"应指"，义胜。偪偪，《脉经》卷一第一作"愊愊"，愊愊，即为坚实貌。

② 浑浑革（jí急）至如涌泉：喻脉象洪大而急。浑浑，水流奔涌貌，义同"滚滚"。革，通"亟"，意为"急"。《礼记·檀云口》；"夫人之病革矣。"

③ 王：原作"生"，形近致误，据王贶姓名改。

阳，因沉而得，为肝之平脉。又曰：脉之虚实，濡者为虚，紧牢者为实。以邪气盛为实也，此牢也。仲景曰：脉弦而大，弦则为减，大则为芤，减则为寒，芤则为虚，寒虚相搏，此名为革。妇人则半产漏下，男子则亡血失精，此革也。

机按：牢主邪气实，革主精血虚。

或又曰如按鼓皮。鼓皮可以言革，而于实大弦长，难以取象。《脉经》曰：三部脉革，长病得之死，卒病得之生。兼病以断也。《难经》曰：病若吐血，复衄衈血者，脉当沉细，反得浮大而牢者死。脉病相违也。仲景曰：寒则牢坚。脉书往往以革牢为一，有牢则无革，有革则无牢。究而言之，诸书所谓牢者坚也，紧牢为实。仲景所谓革者，虚寒相搏也。脉形脉理，二者不同，不可混也。因牢论革及此。若《内经》浑浑革至云者，又别作一样看可也。

脉入皮肤辨息难 实大弦长沉伏间，

牢脉居沉伏之位，非入皮肤之浮部也。牢以脉形固结，郁而在下，不与迟数辨息多少以立名。故改之。

时时气促在胸前。

只缘水火相刑克，

若待痊除更问天。

牢脉亦难以为水火相刑之象。五行各有相刑，皆有死症。

八、动者，阴也。指下 寻之似有，举之还无，再再寻之，不离其处，不往不来 若数脉见于关上，上下无头尾，如豆大，厥厥①动摇，曰动②。主体弱虚劳，崩中血痢。

仲景云：动脉若数脉，见于关上上下，无头尾，如豆大，厥厥动摇。王氏《脉经》依仲景文，而去若数脉及上下五字，止云见于关上，无头尾，如豆大，厥厥动摇。夫动必因数而后见，此五字不可除也。《脉诀》并不遵依，却自云寻之似有，举之还无，乃微、弱、沉之状。动脉厥厥动摇，出于众脉，岂举之还无乎？不离其处，果何处也？动见于关，不能如众脉通三部而见。《内经》曰：脉不往来者死。若不往不来，则脉定而死矣。

众书以动为阳，《脉诀》以动为阴。此脉居关上，阴阳相搏为动，当以阳动为阳，阴动为阴方当。《内经》曰：手少阴脉动甚者，妊子也。谓手少阴俞神门穴中脉动甚，为有妊之兆，非言动脉之状。言动脉始于仲景，曰阴阳相搏名曰动。阳动则汗出，阴动则发热，形寒恶冷，此三焦伤也。成无己曰：方其阴阳相搏，而虚者则动。阳虚则阳动，故汗出；阴虚则阴动，故发热。如不发热汗出，而反形冷恶寒，为三焦伤，阳气不通。庞安常曰：关位占六分，前三分为阳，后三分为阴。若当阳，连寸口动而阴

---

① 厥厥：喻脉来生硬。厥，古代发射石块。上文"无头尾，如豆大"即是脉来生硬不柔和的具体形象。

② 动：原作"土"，据周本改。

静，法当有汗而解。《素问》曰：阳加于阴谓之汗。若当阴，连尺动而阳静，则发热。《素问》曰：尺粗为热中。若大汗后，形冷恶寒者，三焦伤，此是死证。动脉只在关上见，惟庞说分明。成氏又曰：阳出阴入，以关为界。关为阴阳之中也。若数脉见关上，无头尾，如豆大，动摇者，是阴阳之气相搏也；厥厥动摇者，自为动摇，不与三部混也。如人在众中，不与众合，名之厥厥。沈氏曰：阳动者，阳不能卫于肤腠，故汗出也；阴动者，阴不能荣于肌肉，故发热。又，仲景云：阳微则恶寒，阴弱则发热，是也。

动脉 根源气主阴 阴阳相搏形，

三关指下碍沉沉 关中如豆动摇频。

动脉见关上，不见于三关，厥厥动摇，不沉沉碍指下也。池氏承讹谬解，故改之。

血山一倒经年月，

智士名医只①可寻 为痛②为惊载《脉经》。

《内经》曰：阴虚阳搏谓之崩。阴脉不足，阳脉盛搏，则内崩，血流下，此动脉为血崩者，即仲景所谓阴动也。阴虚内损，动数见焉，岂非阳搏乎？

---

① 只：周本作"不"，义长。

② 痛：原作"病"，形近致误，据周本改。

九、细者，阴也。指下寻之，细细如线，来往极微 <small>小</small>

<small>大于微，常有且细，</small>曰细。主足胫髓冷，乏力少气。

《脉经》曰：细者，阴也。直细而软，若丝线之应指，主血少气衰。有此症则顺，非此而得之为逆。故吐衄血，得沉细则生。盖血行脉中，血既减少，脉所以细也。然虽血少，未至于失血，故脉出①于细，未至于无。血失脉亦失，故芤主失血。是知芤为失血，细为血少。今《脉诀》言细脉，乃云来往极微，则微之又微，非细矣，今改之。

乏力无精胫里酸，

形容憔悴发毛干。

如逢冬季经霜月，

不疗其疾必自痊。

冬季后阳气生，或可复其生理耳，亦不可言不疗自痊。

今增散、数二脉，以足《脉经》之本旨。

数者，阳也，一息六至。又曰去来促急为数。

经曰：数则为热。必审其浮沉，知其热在表里；察其大小，知其热之盛衰。亦有如数之脉，经曰脉至如数，令人暴惊，宜②细详之。沈氏曰：以阴阳言，数为阳脉；以脏腑言，数为腑病。论邪则为热，论病则为虚。若夫微数

① 出：周本作"止"，义长。

② 宜：原作"且"，形近致误，据周本改。

之脉，伤寒则谨不可汗，无病则谨不可劳，此前贤之格言。《内经》曰：数为烦心。惟小儿之脉，一呼吸间八至而细数者，为平耳。

散者，大而散者是也。气失血虚，有表无里，故脉散也。

沈氏曰：散者，不聚之名。仲景曰：伤寒，咳逆上气，其脉散者死也。若脉有邪气，风也。《难经》曰：浮而大散者，心也。最畏散脉独见，独见则危矣。柳氏曰：是散漫无统纪无拘束之义。指下见得来动，一二至中又至一至，更不曾来往整齐，或动来即动去，或来至多去至少，或去至多来至少，是解散不收聚，精血走，作根本脱离，不佳之兆。若产妇得之则生子，孕妇得之为堕伤。寻常心脉及夏月，最不宜独见此脉。

卷　下

分合偶比类说①

经曰：知者一言而终，不知者流散无穷。脉之为说，前已论辨于各脉之下。今又以分、合、偶、比、类五字，以经纶错综之，庶无惑矣。

分

有脉之形分，谓脉各有形状，当先明辨，便了然不疑。大、小、浮、沉、滑、涩，可以指别，迥然各异，辨之于毫厘之间，使其形不相混，如举有按无为浮，按有举无为沉之类。

有脉之证分，谓脉之一字独见为证，如寸浮，中风头痛之类，不杂他脉，独为证。今《脉诀》歌在各脉之后者是也。或独见一部，或通见三部，或两手俱现。

合

有合众脉之形为一脉者，谓如似沉似伏，实大长弦之合为牢，极软浮细之合为濡之类。

有合众脉之形为一证者，谓浮缓为不仁，浮滑为饮，

---

① 分合偶比类说：标题原无，据本书目录补。

浮洪大而长为风眩癫疾。有二脉合者，有三四脉合者。大抵脉独见为证者鲜，参合众脉为证者多。今《脉诀》独取平三关一脉论证，而遗其合众脉以论证者，今各补注于后，以全其脉证此条补注节抄不及备录。且一脉虽独见，而为证亦不一，如浮，为风，又为虚，又为气，各不同，此又一脉之证合也。必备论之，以证相参而考脉，则思过半矣。

洁古张元素《医学启源》云：右寸大肠，肺脉之所出也。先以轻手得之，是大肠属表；后以重手得之，是肺属里。肺合皮毛，肺脉循①皮毛而行。持脉，指法如三菽②之重，按至皮毛而得，为浮；稍稍加力，脉道不利，为涩；又稍加力，脉道缩入关中，上半指不动，下半指微动，为短。此乃浮涩而短，肺不病三脉也。肺脉本部，在于皮毛之上，见于肤表，是其浮也；入于皮毛之下，见于血脉肌肉之分，是其沉也。六部仿此。此诊之定法，可以合众脉之形矣。

偶

脉合阴阳，必有偶对。经曰：善为脉者，必以比类奇恒，从容知之。

---

① 循：原作"寻"，音近致误，据《医学启源》卷上、《诊家枢要》改。

② 三菽：三粒小豆的重量，以下类推。此重量指出按脉所用指力轻重的标准。"菽"，豆类总称，又专指大豆。《脉经》林亿新校正注明为"小豆"，故从之。

浮沉者，脉之升降也。浮升在上，沉降在下，为诸脉之根本，为阴阳之定位，为表里之定诊。浮法天，有轻清在上之象；沉法地，有重浊在下之象。浮为风为虚，体高而气浮也；沉为中坚，为内蕴，体聚而不散也。论诸脉者，必先此二脉。

迟数者，脉之紧慢也。脉以四五至为平，减一至为三至曰迟，增一至为六至曰数。《难经》曰：迟阴为在脏，数阳为在腑；迟则为寒，数则为热，亦偶言之也。《中藏经》曰：数在上，阳中之阳；在下，阴中之阳。迟在上，阳中之阴；在下，阴中之阴。数在中则中热，迟在中则中寒。寒用热助，热用寒助，本乎阴阳也。

虚实者，脉之刚柔也。按之浮中沉皆有力，为实；迟大而软，按之豁豁然空，为虚。虚实之由，皆以有余不足占之，故以按而知。经曰：其气来实强，为太过，病在外；气来虚微，为不及，病在内。血实脉实，血虚脉虚，亦皆偶而言之。论表里虚实，必以此二脉。

《中藏经》曰：脉举之滑，按之微，看在何部，以断其脏。又按之沉小弱微，短涩软濡，俱为脏虚。其脉举按皆盛者，实也。又，长浮数疾，洪紧弦大，俱曰脏实。其脉浮而实大者，腑实也；轻手按之滑，重手按之平者，腑虚也。左右寸口沉结实大者，上实也；左右寸弱而微者，上虚也。左右尺脉伏而涩者，下实也；尺中脉滑而濡者，下虚也。尺中微涩短小者，俱属下虚也。许叔微曰：浮缓，为表虚，伤风解肌；浮紧涩有力，为表实，伤寒发汗。脉沉无力，为里虚，可温；沉而有力紧实，为里实，可下。此论伤寒表里虚实。凡此皆非单论脉虚实之理。

长短者，脉之盈缩也。脉盈过于本位，曰长；脉缩不及本位，曰短。长有见于尺寸，有通见于三部，短只见于尺寸。盖必质于中，而后知过于中为长，不及于中为短。经曰：长则气治，短则气病。脉有三阴三阳，而长短在其中，是亦偶而言之。又曰：人长脉长，人短脉短，又因人形体而别。

滑涩者，脉之通滞也。脉通则流利无碍，曰滑；脉滞则蹇涩不流，曰涩。《内经》曰：滑者阴气有余，涩者阳气有余。《难经》三阴三阳，滑涩对举。《千金》曰：滑者多血少气，涩者多气少血。皆偶言也。以二义考之，阴气有余者，血多也，血多则气少；脉者血之府也，荣行脉中，今血多，故流利圆滑。阳气有余者，气多也，气多则血少，故艰涩而散。一止复来，先明气血之多少，斯知滑涩之理。

洪微者，脉之盛衰也。血热而盛，气随以溢，满指洪大，冲涌有余，洪为脉之盛也；气虚而寒，血随而涩，应指微细，欲绝非绝，微为脉之衰也。

紧缓者，脉之急慢也。紧为伤寒，寒则伤荣，荣受寒邪，脉络激搏，若风起水涌，既如切绳，又如转索；缓为风结，皮肤不仁，荣血不流，卫气独行，不能疾速，血虚顽痹，脉为缓慢。荣受寒邪则脉紧，荣血蹇涩则脉缓，二脉由荣而见。沈氏曰：紧为阴，阴主寒，寒则物敛，而有拘挛之象。又主痛，诸痛皆原于寒。又主宿食，由胃虚挟寒，不能腐化故也。缓为阳热，主血虚，血虚则脉体弱。又主气虚，气虚则脉体无力。又主风，风者阳邪，主舒启纵弛故也。

动伏者，脉之出处也。出见于外，故数见关上，如豆大，出类而异于三部者，动也。处藏于内，不见其形，脉行筋下者，伏也。二者犹人物之出处也。

结促者，因止以别阴阳之盛也。阳盛则促，脉疾而时止；阴盛则结，脉徐而时止。虽有止，非死脉也。代则死脉也。促结为偶，而代无对。

脉不可以偶对言者，不敢凿也。《三因方》尽为偶名，而以弦弱、芤微、濡革、散代亦为偶，非一阴一阳也。因知其不可尽以偶言也，必一阴一阳而后可偶。然又有脉偶而同见者，如大小、缓急、疾徐、疏数之类。经曰：前大后小，前小后大，来疾去徐，来徐去疾，去不盛来反盛，去盛来不盛，乍大乍小，乍短乍长，乍疏乍数，是二脉偶见也。亦有两手偶见者，如左大右小，左小右大之类。

比

比者所以明相类之脉，比其类而合之，因其疑也；辨其异而分之，决其疑也。《内经》曰：脾虚浮似肺，肾小浮似脾，肝急沉似肾，此皆三者之所乱也。然从容得之，以知其比类也。注云：以三脏相近，故脉象参差而相类，是以三惑乱为治之过失矣。必从容比类而得三脏之形状，故浮缓曰脾，浮短曰肺，浮而滑曰心，急紧而散曰肝，搏沉而滑曰肾。不能比类，则疑惑弥甚，是以《脉经》立相类之脉。今立比字为纲，使从容比类，先明于未诊之先，免交疑于持脉之际。《脉经》曰：浮与芤相类。一曰与洪相类，弦与紧相类，滑与数，沉与伏，微与涩，软与弱，缓与迟，革与实，《千金》云牢与实。今细详之，有弦细，有芤虚，有濡芤，有洪散，有牢伏。有数脉同类者：洪散俱大也，而散无力；濡弱同极软而细也，有浮沉之异；微细俱小也，而微无力；芤类浮也，按之边有中无；濡类芤也，按之如无；沉伏牢同居下也，按有余曰沉，按实大长弦曰牢，按不见脉行筋下曰伏；弦细同直长之形，同收敛之义也，亦有大小之分，弦如弦之直，细如线之细；迟缓同慢也，有三至四至之异。大慢小衰之别，涩微易识也，何疑乎相类？牢与实，革与实，非相类也。《脉赋》云：洪与实，形同仿佛，是相类也。洪实同有力而大也，洪分沉浮之异，实合浮沉而皆有力。弦与紧之异，弦左右无，而中直如弦，紧左右弹，而有如转索，虽相类而甚相远也。又有数脉之相类，如涩促结代，同一止也，而全不同。他如濡弱迟，如芤虚，如微细濡弱涩，已辨于各脉条下。

类

《易》曰：方以类聚。又曰：本乎天者亲上，本乎地者亲下，则各从其类也。《内经》曰：脉合阴阳。又曰：察之有纪，从阴阳始。众脉阴阳，各以类从。知乎此，则七表八里九道之非，不胶固于先人之言矣。旨哉，蔡西山之论也，曰：凡平①脉，不大不细，不长不短，不浮不沉，不滑不涩，应手中和，意思欣欣，难以名状者，为胃气。其太过，为大，为长，为实，为坚，为强，为浮，为芤，为滑，为洪，为急，为促者，皆阳也；其不及，为细，为短，为虚，为软，为沉，为结，为伏，为涩，为微者，皆阴也。阳搏阴为弦，阴搏阳为紧，阴阳相搏为动，寒虚相搏为革，阴阳分离为散，阴阳不续为代。

《难经》曰：诸阳为热，诸阴为寒。数则为热，迟则为寒。浮为表，沉为里。《三因方》云博则二十四字，不滥丝毫；约则浮、沉、迟、数，总括纲纪。故知浮为风为虚，沉为湿为实，迟为寒为冷，数为热为燥。风湿寒热属外，虚实冷燥属内。内外既分，三因顿别。三点刘立之亦以浮、沉、迟、数四字为纲，以教学者：浮风沉气，迟冷数热，分别三部为证。此诚初学入门，然必博学反约，然

---

① 平：原作"中"，形近致误，据周本改。

后能知脉之妙，若遽以此自足，则今汝画①矣。故述此于分合比偶类五字之后。

诊杂病生死候歌

五十不止身无病，

数内有止皆知定。

四十一止一脏绝，

却后四年多没命。

三十一止即三年，

二十一止二年应。

十五一止一年殂，

以下有止看暴病。

柳氏曰：以动数候脉，是吃紧语。候脉须候五十动，知五脏之气有无缺失。今人手指到病人腕臂，便以为见了，殊不知五十动见岂弹指间事？相习成风，以疾速为神奇。庐山刘立之号曰三点，以手中指点人三部脉，生死吉凶多验。学徒相传亦用之。刘果三点之神耶？抑亦声色得之耶？色可传，脉不可传。古人以切脉为上工，如扁鹊，饮上池水，能洞见人脏腑间病，如华佗，刳骨剔胃，是岂切脉而得之欤？后世圣神之术不常，有所当学者，诊脉以

---

① 今汝画：形容不求进取，画地为牢的行为。典出《论语》，孔子曰："力不足者，中道而废，今汝画。"意为：能力不够的人，事情做到一半坚持不了时才停下来，而你一开始就认为自己不行，给自己画了一条不能逾越的线。

知内，参以问证察言观色以知外则可耳。

《脉经》曰：脉来五十投而不止者，五脏皆受气，即无病。四十投而一止者，一脏无气，却后四岁死。以至十投一止者，四脏无气，岁中死。其言几脏无气，以分别几岁之死期。予窃疑之：《内经》曰：肾绝六日死，肝绝八日死，心绝一日死。果此脏气绝，又安能待四岁三岁乎？大抵五十动者，脉之大数，要必候五十动，不可不及五十动而遽不候也。或问：候止脉何处数起？曰：得止脉后，再从始至脉数起，看得几至而止为数。

诊暴病歌

两动一止或三四，

三动一至六七死。

四动一止即八朝，

以此推排但依次。

此是十动内有止脉者。然《难》必谓暴病有此，久病亦有见此者。但当以至数定死期，不必专于诊暴病也。

形脉相反歌

健人脉病号行尸，

病患脉健 亦如之 审言之。

短长肥瘦并如此，

细心诊候有依稀 脉病相违亦若斯。

《内经》曰：形气有余，脉气不足，死；脉气有余，形气不足，生。仲景曰：脉病人不病，名曰行尸，以无王气，卒眩仆不识人，则死；人病脉不病，名曰内虚，以无谷，神虽困无苦。今《脉诀》曰亦如之，是与行尸同也。故改之。

仲景曰：肥人责浮，瘦人责沉。肥人当沉，今反浮，故责之；瘦人当浮，今反沉，故责之。《脉经》曰：当视其人大小长短，皆如其人之形性则吉，反之则为逆。肥人脉细小如丝，身涩而脉来往滑，身滑而脉来往涩，皆死。

前言形脉相反，又有脉病相反，不可不备举。《难经》所谓脉不应病，病不应脉者是也。《素问》曰：形盛脉细，少气不足以息者，死。形瘦脉大，胸中多气者，死。形气相得者生，三五不调者病。形肉已脱，九候虽调，犹死。病热脉静，泄而脉大，脱血而脉实，病在中。脉实坚，病在外。脉不实坚者，皆难治。《难经》曰：病若闭目不欲见人，脉当得肝脉弦急而长，而反得肺脉浮涩而短者，死。病若闭目而渴，心下牢者，脉当得紧实而数，反得沉濡而微者，死。此类皆脉病相反。《脉诀》所缺，今改此歌末句以著之。

诊四时病五行相克歌

春得秋脉定知死，

死在庚辛申酉里。

夏得冬脉亦如然，

还于壬癸为期尔。

严冬诊得四季脉，

戊己辰戌还是厄。

秋得夏脉亦同前，

为缘丙丁相刑克。

季月季夏得春脉，

克在甲寅应病极。

直逢乙卯亦非良，

此是五行相鬼贼。

《内经》《难经》并以天干五行论克贼，《脉诀》又以地支并论。若用支干上下纯为鬼邪之日为死，必六十日方遇，若死期之近，何以克之？不若以天干一旬为期，依《内经》为断，不失之拘也。

《内经》又曰：夫邪气之客于身也，以胜相加，至其所生而愈谓我所生者，至其所不胜而甚，至其所生而持谓生我者。自得其位而起，必定五脏之脉，乃可言间甚之期。

决四时 虚实 五邪歌

一脏有五邪，今只取虚、实、微三邪作歌及立名，又只取二邪而遗其一，今改作诊五邪歌。

春得冬脉只是虚，

兼令补肾病自除。

若是夏脉缘心实，

还应泻子自无虞。

夏秋冬月皆如是 所胜为微不胜贼，

在前为实后为虚。

春中若得四季脉，

不治多应病自除 今添两句云：正邪自病通

成五，四时五脏仿斯图。

《难经》曰：虚则补其母，实则泻其子。虚当补母，人所共知。《千金》曰：心劳甚者，补脾气以益之，脾旺则感于心矣。若乃劳则补其子，人所未闻。盖母生我者也，子继我而助我者也。方治其虚，则补其生我者，与郭氏《葬书》本骸得气，遗体受荫同义。方治其劳，则补其助我者，与荀子所谓未有子富而父贫同义。此补虚与治劳之异也。

伤寒歌

伤寒热病同看脉，

满手透关洪拍拍。

出至风门遇太阳，

一日之中见脱厄。

过关微有慢腾腾，

直至伏时重候觅。

掌内迢迢散漫行，

瘥轧疼疔①多不的。

大凡当日问途程，

迟数洪微更消息。

热病须得脉浮洪，

细小徒费用神功。

汗后脉静当便差，

喘热脉乱命应终。

此歌未足以括伤寒之纲要也。三百九十七法，一百一十三方，学者以仲景《伤寒论》为祖。成无己注②及《明理论》，许叔微《百证百问》③，薛宋二氏钤④，则又发明仲景之旨奥。外此，则《兰台宝鉴》⑤《金匮要略》《无求子

---

① 瘥轧疼疔多不的：指伤寒出现散漫之脉，预后不佳，会导致病情加重，枯瘦虚衰。《洁古老人注王叔和脉诀》卷八作"干瘥疼疔多不的"，《图注脉诀辨真》卷四作"干瘥疼疔多未的"，义长。底本"轧"应是"乾（干）"之形误。干瘥疼疔，指因病而消瘦憔悴。疼疔，同"伶仃"，消瘦貌，如"瘦骨伶仃"，《古今图书集成·医部全录》卷七十七即作"伶仃"。

② 成无己注：指《注解伤寒论》。

③ 百证百问：指宋代名医许叔微所著《伤寒百证歌》《伤寒发微论》《伤寒九十论》，合称《许氏伤寒论著三种》。

④ 薛宋二氏钤：薛氏"钤"，当指收入《薛氏医按》丛书中的《伤寒钤法》，元代马宗素、程德斋撰。宋氏"钤"所指不详，考《中国中医古籍总目》等目录书，以钤法注解伤寒论仅《伤寒钤法》一种。

⑤ 兰台宝鉴：所指未详。考《中国中医古籍总目》等目录书，以"兰台"为书名者，仅清代徐大椿所著《兰台轨范》一种。以"宝鉴"为名者，元代罗天益《卫生宝鉴》中有《伤寒论》方药之运用，但此书未见有《兰台宝鉴》之别称，存疑待考。

百问》①《南阳百问》②，庞安常、王仲弓③、卢昶④、韩祗和、孙用和及诸家之书，遍览参考，守之以正条，用之以活法，方为尽善。此歌其能尽乎？予又病世之医者，往往以《活人》言自足，不复祖之仲景之论。况南阳失仲景之旨者有之，不特宋氏所讥，况伤寒为大病，生死在五六日间，可不尽心乎？

阳毒阴毒歌

阳毒健乱四肢烦，

面赤生花作点斑。

狂言妄语如神鬼，

下利频多候不安。

汗出遍身应大差，

鱼口⑤开张命欲翻。

① 无求子百问：即宋代名医朱肱所著《无求子伤寒百问》。

② 南阳百问：即《伤寒百问》，为宋代名医朱肱所著《南阳活人书》的最初版本。

③ 王仲弓：指宋人王实，字仲弓。颖州（今安徽阜阳）人，为司马光弟子，从名医庞安常学医，官至信阳太守，曾集诸家伤寒方论撰《伤寒证治》三卷、《局方续添伤寒证治》一卷，均佚。书虽佚失，但宋元医书中引述的"王朝奉"医论，实出于《伤寒证治》。

④ 卢昶：宋代医家。文安（今属河北）人。曾奉旨校正《和剂局方》，并作删补，后迁尚药局使，人称"卢尚药"。著有《医镜》《伤寒片玉集》等，均佚。

⑤ 鱼口：形容患者呼吸困难，如离水之鱼，张口呼吸。《脉经》卷五第四："病人口如鱼口，不能复闭，而气出多，不反者，死。"可证；下文"鱼口气粗难得差"亦可证。中医辞书释"鱼口"均以性病破溃、创口如鱼之口为训，但本书均无此义，下同。

有药不辜但与服，

能过七日渐须安。

阴毒伤寒身体重，

背强眼痛不堪任。

小腹痛急口青黑，

毒气冲心转不禁。

四肢厥冷惟思吐，

咽喉不利脉细沉。

若能速灸脐轮下，

六日看过见喜深。

阴阳二毒，病有轻重，治有浅深。仲景略言于《金匮要略》，后世传述，备载诸书，亦难以二歌尽。

诊诸杂病生死脉候歌

病源各不一，今歌本诊生死之脉，故不论病原，只论脉之生死。

腹胀浮大是出厄，

虚小命殂须努力。

此篇大抵以脉病相应、不应言生死，然亦不可专执，临病参考可也，如中恶腹胀脉紧细者生，浮大者死之类。

下痢微小却为生，

脉大浮洪无差日。

下痢脉代绝者不死。杂色恶痢脉微弱，暴冷伤阳，脉细欲绝，冷热不调者，洪大易治，微迟小细难治。

恍惚之病 定颠 发为狂，

其脉实牢保安吉。

寸关尺部沉细时，

如此未闻人救得。

恍惚、颠、狂，三病也。恍惚心不宁，阴颠而阳狂也。《脉经》曰：颠病，脉虚可治，实则死。盖重阴为颠，谓阴部内见沉涩微短脉，是阳脉不见而阴独盛，故为颠疾。经曰：阴气从下，下虚上实，故作颠疾。则沉细脉，是脉病相应而不逆矣。

消渴脉数大者活，

虚小病深厄难脱。

三消之证内，消渴一证，沉小者生，实坚大者死。此外，如少阴自利而渴，脉必沉；中暑渴，脉虚；产后渴，脉多弱，难专以虚小为渴之凶。

水气浮大得延生，

沉细应当是死别。

水病之证不一，脉亦不一。《三因方》曰：沉伏相搏名曰水。盖沉者乃水之病脉，但风水、皮水脉浮，石水脉沉，黄汗沉迟，当参病原、病证为断。况水病，肌肉为水所胀，脉元多沉，若脉出必死，脉病相反也。今曰浮大延生，更宜参审。

霍乱之候脉微迟，

气少不语大难医。

三部浮疾必救得，

古今课定更无疑。

　　《病原》曰：脉伏及代而乱者，霍乱也。不乱犹不
治，微细不可治。霍乱吐下，脉微迟，气息劣，口不欲
言者，不可治，《脉经》所无，《脉诀》自创之例也。通
真子曰：清浊相干霍乱时，脉如微细是相宜，不言气劣
微迟小，此候神工亦莫医。通真子注《脉诀》，不遵之
而自作歌。一曰浮洪可救，一曰微细相宜，何哉？盖病
原不同，脉随而见，以病原参之，勿一例但曰霍乱而
已也。

鼻衄吐血沉细宜，

忽然浮大即倾危。

　　吐衄证中，有卒中恶吐血，脉沉数细者死，浮大疾快
者生。又，杂病衄，责里热；伤寒衄，贵表热，表热者脉
必浮。

咳而尿血羸瘦形，

其脉疾大命难任。

唾血之脉沉弱吉，

忽若实大死来侵。

金疮血 盛 出虚细活，

急疾大数必危身。

此六句参错在后，今移于此，从失血类。

《脉诀》所论金疮，本于《脉经》《中藏经》，皆论已出血之脉。若金疮未出血则又别，坠压内伤，坚强安，小弱凶，顿仆内伤同。笞榜①内有结血，实大生，虚小死。跌扑伤损，浮大易安，谓血散外；沉细紧实多死，谓恶血攻脏。

病人脉健不用治，

健人脉病号行尸。

病人脉健，此云不用治者，是前形脉相反歌，何其谬也。

心腹病脉沉细差，

浮大弦长命必殂。

仲景曰：假令病人云腹内卒痛，浮而大，知其差也。何以知之？若里有病者，脉当浮细，今浮大，故知愈也。《病原》曰：若其人不即愈者，必当死，以脉病相反也。然心痛与腹痛各异，凡痛，五脏相干，而心痛脉各异见。惟真心痛不问脉，且占夕死，夕占旦死。腹痛病原亦不一，虚寒，紧弦；积寒，沉紧而实。肝肾弦大，为寒痛，故知弦长亦难以死断。

头痛短涩应须死，

浮滑风痰必易除。

---

① 笞（chī 赤）榜：同"笞搒"，拷打。

《脉诀》此言，只可断风痰头痛一证而已，头痛具八经，又有伏暑、积聚、痰厥、伏痰、肾痰、产后失血、风寒在脑、邪热上攻、气虚气攻，诸证不同，随证诊脉断生死可也。

中风口噤迟浮吉，

急实大数三魂孤。

鱼口气粗难得差。

面赤如妆不久居。

中风发直口吐沫，

喷药闷乱起复苏。

咽喉曳锯水鸡音，

摇头上窜气长嘘。

病人头面青黑暗，

汗透毛端恰似珠。

眼小目瞪不须治，

喘汗如油不可苏。

中风口噤至此，皆言中风之死候。《简易方》云：风邪中人，其状奄忽。故六脉多沉伏。亦有脉随气奔，指下洪盛者，当此之际，脉亦难辨，但以证参为是。中风，目闭口开，手撒遗尿，声如鼾睡者，必难疗。

内实腹胀痛满盈，

心下牢①强干呕频。

手足烦热脉沉细，

大小便涩死多真。

《素问》曰：五实死。脉盛、皮热、腹胀、前后不通、闷瞀，此谓五实。自汗得后利，则实者活。今《脉诀》增干呕，去闷瞀，又以脉沉细与病反，决以为死。此条宜参之《内经》。

外实内热吐相连，

下清注谷转难安。

忽然诊得脉洪大，

莫费神功定不痊。

协热②下利，胃热呕吐，脉亦洪大，不可遽以死断。

内外俱虚身冷寒，

汗出如珠微呕烦。

忽然手足脉厥逆，

体不安宁必死捵。

《素问》曰：五虚死。脉细、皮寒、气少③、泄利前后、饮食不入。若浆粥入胃泄注止，则虚者活。今《脉诀》内外俱虚，与《内经》多异，全本《脉经》。

上气浮肿肩息频，

① 牢：原作"劳"，音近致误，据《洁古老人朱王叔和脉诀》卷八、《图注脉诀辨真》卷四改。

② 热：原作"脉"，据周本改。

③ 气少：此二字原脱，据《素问·玉机真藏论》补。

浮滑之脉即相成。

忽然微细应难救，

神功用尽也无生。

《脉经》曰：上气，面浮肿，肩息，其脉大，不可治；加利甚者，必死。今《脉诀》以微细为难救，似与《脉经》相悖。

上气喘急候何宁，

手足温暖净滑生。

反得寒涩脉厥逆，

必知归死命须倾。

通真子改差无因作命须倾，贵协韵也。

中恶腹胀紧细生，

若得浮大命逡巡。

《脉经》曰：卒中恶，吐血数升，脉沉数者死，浮大疾快者生。卒中恶，腹大，四肢满，脉大而缓者生，紧大而浮者死，紧细而微亦生。然中恶之候，脉亦不等：鬼疰①，脉滑或紧，长过寸；或尺寸有脉，关中绝不至；或乍大乍小，乍长乍短。遁尸②，三部紧急；或沉重不至寸。

---

① 鬼疰（zhù 住）：《诸病源候论》作"鬼注"。古病名。《诸病源候论》卷二鬼注候："人有先无他病，忽被鬼排击，当时或心腹刺痛，或闷绝倒地，如中恶之类，其得差之后，余气不歇，停住积久，有时发动，连滞停住，乃至于死。"

② 遁尸：古病名。《巢源》卷二十三遁尸候："停遁在人肌肉血脉之间，若卒有犯触，即发动。亦令人心腹胀满刺痛，气息喘急，旁攻两胁，上冲心胸，瘥后复发，停遁不消，故谓之遁尸也。"

客忤①，三部皆滑洪大。

> 凡脉尺寸紧数形，
>
> 又似钗直吐转增。
>
> 此患蛊毒急须救，
>
> **速求神药命难停**脉逢数软命延生。

依《脉经》换末句。

> 中毒洪大脉应生，
>
> 细微之脉必危倾。
>
> 吐血但出不能止，
>
> 命应难返没痊平。

他证吐血，皆以沉细为生，惟中毒吐血，以洪大为生。

> 大凡要看生死门，
>
> 太冲脉在即为凭。
>
> 若动应神魂魄在，
>
> 止便干休命不停。

《铜人经》太冲二穴，土也，在足大趾本节后二寸或云一寸半动脉陷中。凡诊太冲脉，可决男子病死生。足厥阴脉之所注也，为俞。《灵枢》曰：胃之清气上注于肺，故气之过手寸口也，动而不止。其悍气上冲头者，合阳明，

---

① 客忤（wǔ 五）：病证名。又称客忤气、中客、中客忤。指孩童因骤见生人，突闻异声，突见异物等惊吓引起的啼哭、面色变异，甚则因风痰相搏而影响脾胃，致吐泻、腹痛、瘈疭等。

并下人迎。故阴阳俱动俱静，若引绳相倾者病。冲脉者，十二经之海也，与少阴之大络起于肾下，出于气冲，循阴股内廉。斜入骨中，循胫骨内廉，并少阴之经，下入内踝之后，入足下。其别者，斜入踝，出属跗上，入大指间。此脉之常动者也。经脉十二，而寸口、人迎、太冲独动不休，故以此三处诊百病，决生死。《灵枢》作并足少阴之动脉，《铜人》作足厥阴之俞穴，皆冲脉之所合并而经过者，其实以候冲脉也。仲景谓当时之人，握手不及足，故立趺阳、太溪以候胃、肾之病。李晞范引《活人书》所列冲阳穴，以解太冲，失其穴矣。仲景以趺阳专诊足阳明，太溪专诊足少阴。

察色观病人生死候歌

欲愈之病目眦黄，

仲景曰：若脉和，其人大烦，目重睑，内眦黄者，此为欲解。必当依仲景以脉参之。

眼胞忽陷定知亡。

耳目口鼻黑色起，

入口十死七实难当。

赤白黑黄色起入目，

更兼穿口鼻有灾殃。

耳目口鼻有黑色起，入于口者必死。病人及健人，黑色若白色起，入目及鼻口，死在二日中。《脉经》同。扁鹊曰：按《明堂》察色入门户为凶，不得为吉。所谓门户者，阙庭，肺门户；目，肝门户；耳，肾门户；口，心脾门户。若有色气入者皆死：白色见冲眉上，肺有病，入阙庭，夏死；黄色见鼻上者，脾有病，入口者，春夏死；青色见人中者，肝有病，入目者，秋死；黑色见颧上者，肾有病，入耳者，六月死；赤色见颐者，心有病，入口者，冬死。盖以①五脏五色，各入本脏门户，至被克之时为死期。《脉诀》四句分作二处，本论一理，今移相附。添"赤"去"起"，以备五色脉。改"兼"为"穿"，以明色入门户为殃。李晞范及洁古不知扁鹊所论，随各脏色入门户定死期，为《脉诀》所述之源，故以意误解。

面色忽然望之青，

近之如黑卒难当。

此二句移在此，从气色类。

面赤目白忧息气，

待过十日定存亡。

面青目黄中时死，

余候须看两日强。

面黄目青众恶扬，

面青目白亦须亡。

---

① 以：原作"备"，据周本改。

据《脉经》改添此句。《内经》曰：凡面色见黄，为有胃气，皆不死。

面黄目青酒乱频，

邪气①在胃衮②其身。

面黑目白命门败，

困极八日死来侵。

此四句并上"面赤目白定存亡"二句，刊误本无，据刊本添之在此。

面无精光如土色，

不能食时四日亡。

目无精光齿牙黑，

面白目黑亦灾殃。

口如鱼口不能闭，

气出不返命飞扬。

肩息直视及唇焦，

面肿苍黑也难逃。

妄语错乱及不语，

《脉经》曰：病人不能语者，不治；热病者可治。又有风喑不语，而卒不死者。有妊娠胞脉绝，不语，俟产后

---

① 邪气：《图注脉诀辨真》卷四、《脉诀乳海》卷六作"邪风"，义长。

② 衮：周本作"丧"。《洁古老人注王叔和脉诀》卷九、《医学入门》卷一附"王叔和观病生死候歌"、《图注脉诀辨真》卷四等相关著作均作"衮"。通观语义，饮酒伤身，不致丧身，故以"衮"为是。衮，义同"滚"，状大水奔流不绝貌，喻青黄之色蔓延全身。

自能言。

尸臭元知寿不高。

人中尽满兼唇青俗本作背青，非，

三日须知命必倾。

两颊庭黑颧赤人病久必死，

《灵枢》曰：赤色出两颧，大如拇指者，病虽小愈，必卒死。黑色出于庭，大如拇指，必不病而卒死。庭者，首面也。颧者，眼直下高骨处也。《灵枢》《千金翼》皆以庭黑颧赤对言。今《脉诀》取颧赤而舍庭黑，又两颊为赘词，今改为庭黑，以备经旨。此必死之兆，难以病久为文。

口张气直命难停。

足跌趾肿膝如斗，

十日须知难保守。

项筋舒展定知殂，

掌内无文也不久。

唇青体冷又遗尿，

背面饮食四日期。

手足爪甲皆白青黑，

许过八日定难医。

《脉经》有爪甲白者不治之文，《脉诀》遗之，今改添。

脊疼腰重反覆难，

此是骨绝五日看。

体重尿赤时不止，

肉绝六日总高掇。

体重溺赤，未可便以为肉绝。《内经》曰：大肉陷下，大骨枯槁，脱肉破䐃^①。《难经》曰：唇反方可为肉绝。更宜参审。

手足爪青呼骂多，

筋绝九日定难过。

发直如麻 半日 应是死，

《中藏经》曰：肠绝发直，汗出不止，不得屈伸者，六日死。发眉俱冲起者死；发如麻，喜怒不调者死；发直者，十五日死。今《脉诀》作半日死，与本文不协。盖有六日、十五日之异，今改曰应是死。

《脉诀》只歌骨、肉、筋、肠四绝，除心肝绝在前，又有肾绝，小便赤涩，下血不止，耳干，脚浮，舌肿，六日死；足肿，九日死。脾绝，载脾脏歌中。肝绝，汗出如水，恐惧不安，伏卧，目直面青，八日死。胃绝，齿落面黄，七日或十日死。今附注于此，庶具载不遗。肉绝，《中藏经》原无，而《脉诀》自增，故碍理。

寻衣 语死 谵妄 十知麽 寿无多。

---

① 破䐃（jùn 菌）：原作"破䐃"，据《素问·玉机真脏论》改。䐃，肌肉的突起部分。王冰注："䐃，谓肘膝后肉如块者。"本句意为肌肉消减，䐃如破败。

《脉经》曰：寻衣缝，谵语者，不可治；阴阳俱绝，寻衣撮空，妄言者，死。

论五脏察色候歌

面肿苍黑舌卷青，

四肢乏力眼如盲；

泣出不止是肝绝，

八日应当 日遇庚辛命必倾。

此云八日，从甲数至庚为八日。此言则胶柱矣，从直改为庚辛。

面黧肩息直视看，

又兼掌肿没纹斑。

狂言乱语心闷热，

一日之内到冥间。

脐跌肿满面浮黄，

泄利不觉污衣裳；

肌肉粗涩兼唇反，

一十二日内灾殃。

口鼻气出不复回，

唇反无纹 黑 鼻似煤。

皮毛焦干爪枯折，

途程二日定知灾。

面黑齿痛目如盲，

自汗如水腰折频。

皮肉濡 结 却发无泽，

四日应当命不存。

改"结"为"却"，本《难经》。

诊妇人有妊歌旧文不伦，今移从各类

肝为血兮肺为气，

血为营兮气为卫。

阴阳配偶不参差，

两脏通和皆类例。

血衰气旺定无妊，

血旺气衰应有体。

以上论成妊之原。

尺 寸微关滑尺带数，

流利往来并雀啄。

小儿之脉已形见，

数月怀胎犹未觉。

上云尺微，下云尺数，可见上尺为误。女脉在关下，尺脉常盛，若尺微则无阴，为病矣。《脉经》云：妊娠初时，寸微小，呼吸五至，三月而尺数也。《内经》曰：手少阴脉动甚者，妊子也。又云：阴搏阳别，谓之有子。阴谓尺中，搏谓搏击于手。尺脉搏击，与寸口殊别，则阴气挺然，为妊之兆。此即所谓寸微尺数也。《脉指南》

云：脉动入产门者，有胎也。谓出尺脉外，名曰产门。又云：尺中脉数而旺者，胎脉也。为血盛也。关滑、雀啄，《脉经》并不载。《素问》曰：滑为多血少气，故有子。此《脉诀》所自增也。流利往来，滑脉之形。雀啄者，《脉指南》云：关上一动一止者，一月；二动一止者，二月。余仿此，推之万不失一。此所谓雀啄，雀啄在他病为死形。

三部 沉正等无疑 浮沉按无绝，

尺内不止真胎妇。

《脉经》曰：三部浮沉正等，按之无绝者，有妊也。今《脉诀》去"浮"，以"疑"易"绝"，云"沉正等无疑"，误甚，今改之。夫正等者，即仲景所谓寸、关、尺三处，大、小、浮、沉、迟、数同等也。仲景以同等为阴阳平和之脉，虽剧当愈。叔和以正等又按无绝，为有妊之兆，真吉征也。《内经·腹中论》曰：何以知怀子之且生也？岐伯曰：身有病，而无邪脉也。所谓身有病，谓经闭也。尺脉来而断绝者，经闭，月水不利。今病经闭，而脉反如常不断绝者，妊娠也。

滑疾 不散 按微胎三月，

但疾不散五月母。

《脉经》曰：脉滑疾，重手按之微者，胎已三月也；重手按之不散，但疾不滑者，五月也。今改上句，从《脉经》。

以上论三月内有胎之兆，然未知男女之兆也，四月方可以别，故此以下乃分男女之诊，分作两类乃明。

左疾为男右为女，

流利相通速来去。

两手关脉大相应，

已形亦在前通语。

《脉经》曰：妊娠四月欲知男女法，左尺偏大为男，右尺偏大为女，左右尺俱大，生二子。大者，如实状。左疾为男，右疾为女，俱疾生二子。既分左右脉疾，又云流利相通，又云两手关脉大相应，乃是左右尺脉疾大。上与关大相应，又流利相应，与寸通应，但分左右尺以别男女，左阳右阴以位定也。池氏以左疾为左寸心部属太阳经，以右疾为右寸肺部属太阴经，盖惑于《脉赋》"太阴洪而女孕，太阳大而男孕"，不知《脉赋》惑于《脉诀》之差。盖《脉赋》《脉诀》，皆窃叔和之名以行世，所述之脉，醇疵相半；声律之赋，晋代未有，而世鲜知其非。明于医者，间亦改之一二，而未能尽正云。

左手 太阳浮大 沉实诊为男，

右手 太阴沉细 浮大诊为女。

《脉经》曰：得太阴脉为男，得太阳脉为女。太阴脉沉，太阳脉浮。又云左手沉实为男，右手浮大为女，左右手俱沉实，猥生^①二男；左右手俱浮大，猥生二女。李氏虽改《脉诀》沉细为沉大，犹未知太阳脉浮非男，《脉经》作女诊也；太阴脉沉非女，《脉经》作男诊也。又以太阳为左手心部，太阴为右手肺部，是又惑于《脉诀》《脉赋》之差，徇池氏以舛注舛之非也。《脉经》虽曰太阳脉沉为男，太阴脉浮为女，亦不明言以何经为太阳太阴，当于何部诊之，不若《脉经》后条浮大为女，沉实为男为明白，故依后条改之。

诸阳为男诸阴女，
指下分明长记取。

《脉经》曰：左右尺俱浮，为产二男；不尔，则男作女生。左右尺俱沉，为产二女；不尔，则女作男生。前云右浮大为女，左沉实为男，是独以左右脉各异立言。今左右俱浮为二男，俱沉为二女，是并左右两尺脉一同以立言，其于诸阳男，诸阴女，未尝差也。左沉实左疾，左偏大，与俱浮，或以脉，或以位，皆阳也。右浮大，右疾，右偏大，与俱沉，或以脉，或以位，皆阴也。此二句总结男女分诊定法也。

以上辨四月之后，妊娠男女之诊。

母乘子 夫乘妻 兮纵气雾，

妻乘夫兮横气助。

---

① 猥（wěi 委）生：多胎。犬生三子称为"猥"。

子乘母兮逆气参，

夫乘妻 母乘子兮顺气护。

仲景谓脉有相乘。水行乘火，金行乘木，曰纵，谓其气直恣，乘其所胜也。火行乘水，木行乘金，曰横，谓其气横逆，反乘所不胜也。水行乘金，火行乘木，曰逆，谓子加于母，其气逆也。金行乘水，木行乘火，为顺，谓由母至子，其气顺也。李晞范不知此论相乘，脉中夫妻母子，却作人身形之夫妻母子解之，理不能通，然《脉诀》引此以诊别男女妊形。据《脉经》别载于前，不载在诊妊娠之条，本只是取仲景所论相乘之脉，《脉诀》不能甄别，混引以歌妊娠，今姑依仲景解之。此四句原在后，今移在此，与纵横逆顺从类。其纵顺二脉，改作仲景原文。

左手带纵两个儿，
右手带横一双女。
左手脉逆生三男，
右手脉顺生三女。
寸关尺部皆相应，
一男一女分形证。

以上十句，皆《脉诀》自撰之辞，恐难以诊妊娠男女之别也。且相乘之脉，乃五脏之邪发为病证，见之于脉。妊娠乃阴阳和平，阳施阴化以成形。岂有逆于理，乘于脏，现于脉，用为男女之诊？又寸关尺皆应，即是左右手前后如一也。即《脉经》所谓三部浮沉正等之脉，何以应一男一女乎？

以上系《脉诀》差取仲景所论相乘之脉，以论妊娠，今条其非如前。

> 往来三部通流利，
>
> 滑数相参皆替替。
>
> 阳盛阴虚脉得明，
>
> 遍满胸膛皆逆气。

此言恶阻之证之脉。

> 小儿足日胎成聚，
>
> 身热脉乱无所苦。
>
> 汗出不食吐逆时，
>
> 精神结备其中住。

此亦谓恶阻证也。脉乱，盖谓滑数而躁疾也，非谓恶乱无次序者。

此八句，皆谓妊娠疾脉。

> 有时子死母身存，
>
> 或即母亡存子命。
>
> 牢紧强弦滑者安，
>
> 沉细而微归泉 路 瞑。改以协韵。

沉细而微，谓三部俱如此，凶兆也。

此四句论妊妇生死脉证之别。

妊妇杂病生死歌

血下如同月水来，
漏极胞干生杀胎。
亦损妊母须忧虑，
争遣神丹救得回。

通真子曰：此只论漏胎候也。夫胎之漏，或食动胎之物，或因热毒之气侵损，或因入房劳损。损轻则漏轻，损重则漏重，但漏血尽则死。然安胎有二法，因母病而动胎，但治母疾其胎自安。若胎有不坚致动，母因以病，但治胎则母自安。

妊娠心腹急痛歌

心腹急痛面目青，
冷汗气绝命必倾。
血下不止胎冲上，
四肢冷闷定伤身。

妊娠倒仆损伤歌

堕胎倒仆或举重，
致胎死在腹中居。
已损未出血不止，
冲心闷痛母魂孤。

妊妇伤寒歌

伤寒头痛连百节，

气急冲心溺如血。

上生点斑赤黑时，

壮热不止致胎灭。

呕吐不止心烦热，

腰背俱强脑痛裂。

六七日来热腹中，

小便不通大便结。

见此证不损胎，而妊母亦或致死。治法详见《活人书》。

产后伤寒歌

产后因得热病临，

脉细四肢暖者生。

脉大忽然肢逆冷，

须知其死莫留停。

脉盛身热，得之伤寒。产后热病，脉必洪大，难便，以脉大为死证，必遵《内经》、仲景诸书，依法汗下。若脉不为汗衰而仍大，是为阴阳交，乃可断死，汗后脉静乃可断生。岂可以病在表里，未行治去，遽以脉细为生？四肢冷暖，当参以病证，或阳厥阴厥，或作汗而厥。今《脉诀》所歌，胶柱刻舟之论。

产难生死歌

欲产之妇脉离经①，
沉细而滑也同名。
夜半觉病应分诞，
来日日午定知生。

《脉经》曰：离经，其脉浮，设腹痛引腰脊，为欲生也。但离经者，不产也。又云：其脉离经，夜半觉，日中则生也。

经者，常也，谓离其常处为离经。假如妊妇昨日见左沉实为男之脉，今日或脉浮，是离其寻常之脉，而异于平日，又且腹痛，是知将诞也。通真子引《难经》"一呼三至曰离经"为解，李晞范又引《难经》"一呼一至曰离经"以解沉细而滑，皆非也。《难经》言损至二脉，虽同名离经，其脉与理则不同。且《脉经》明言"离经，其脉浮也"，不曾引援《难经》之文。今《脉诀》因其言脉浮，又添沉细而滑，同名离经。盖以前所诊男女脉，或云浮大为女，若只脉浮为离经，若平常见浮大为女之脉，何以辨离经？故又增沉细而滑，以见离浮大之常经

---

① 离经：孕妇临产时脉象突然出现反常，也称为"离经脉"，此与本书前文所述的离经脉不同。如《脉诀汇辨》称："夫孕妇将产，亦得离经之脉，此又非七八至得名。如昨浮今沉，昨大今细，昨迟今数，昨滑今涩，但离于平素经常之脉，即名为离经矣。"

为沉滑也。《圣惠方》云：夜半子时觉腹痛，来日午时必定生产。谓子午相冲，正半日时数也。通真子曰：夜半痛，日午生。此言恐未为的。又曰：腹痛而腰不痛者，未产也；若腹痛连腰痛甚者，即产。所以然者，肾候于腰，胞系于肾故也。诊其尺脉，转急如切绳转珠者，即产也。生产有难易，痛来有紧慢，安可定半日，当断以活法。

> 身重体热寒又频，
>
> 舌下之脉黑复青。
>
> 及舌上冷子当死，
>
> 腹中须遣母归冥。
>
> 面赤舌青细寻看，
>
> 母活子死定应难。
>
> 唇口俱青沫又出，
>
> 母子俱死总高扬。
>
> 面青舌 青 赤沫出频，
>
> 母死子活定知真，
>
> 不信若能看应验，
>
> 寻之贤哲不虚陈。

《脉指南》作面青舌赤。盖面以候母，舌以候子，今云子活，合以舌赤为是，若云舌青，则与前面赤舌青，母活子死之候相反。若胎先下，其子得活，如未下，子母俱亡。

自"身重体热寒又频"至此，并不用脉，只以外候参决子母生死，盖以临产脉不可考，但当以察色而知之。

新产生死歌

新产之脉缓滑吉，

实大弦急死来侵。

若得沉重小者吉，

忽若坚牢命不停。

寸口 涩 焱疾不调死，

沉细附骨不绝生。

审看此候分明记，

长须念取向心经。

《脉经》曰：产后寸口脉焱疾不调者死，沉微附骨不绝者生。今《脉诀》述《脉经》作歌，既用其文，不明其理，擅改焱为涩，其意以为涩滞疾快并行，方可言不调，反以焱疾为非，是不知脉涩则不疾，脉疾则不涩。其不调者，以焱疾也。产后失血多，五脏虚，故以缓滑沉微不绝为脉应病，涩为少血亦应病之脉，惟焱疾不调匀，则脉形之速，焱浮于上，故云死。一字之差，生死顿异。

小儿生死候歌

通真子曰：经云六岁以下为小儿，十八以下为少年，二十以上为壮年，五十以上为老年。其六岁以下，经所不载。是以乳下婴儿病难治者，皆无脉可以考也。中古有巫方，立《小儿颅囟经》，以占夭寿疾病生死相传习，有少小方焉。迄乎晋宋，推诸苏家，又有巢氏作《小儿病源候论》，今《脉诀》此歌，乃万分之一尔。愚谓自宋以来，专小方脉者稍多，如钱氏、朱氏、张氏，《幼幼新书》《全婴书》《婴孩宝鉴》《活幼口议》《冯氏妙选宝秘方》及诸家名方，必博览方可。况小儿之脉，当以大指展转①分按三部，且其脉未定，当以察形色为上工。诸胎中、诸变蒸②、五疳、急慢惊风、疮疹，与大人殊，其他杂病，与大人治疗则同，但药剂有大小轻重。

小儿乳后辄呕逆，

---

① 展转：同"辗转"，反复。《广雅》："展，转，反侧也。"《楚辞·惜贤》："忧心展转。"在此有交替之意。

② 变蒸：是小儿生长过程中特殊的生理变异现象。婴儿每生长三十二天为一变，六十四天为一蒸。变蒸之时，会出现身热、脉乱、汗出等症状。历代医家对此现象的看法并不一致，有人认为是小儿生理发育的一种自然现象，如《诸病源候论·小儿杂病诸候》"小儿变蒸者，以长气血也。"《千金要方》"凡十变而五小蒸，又三大蒸，积五百七十六日，大小蒸都毕，乃成人。""小儿所以变蒸者，是荣其血脉，改其五脏"等。而《景岳全书》等则认为是病态："凡属违和，则不因外感，必以内伤，初未闻有无因而病者，岂真变蒸之谓耶？"目前大多数医家认为变蒸不是疾患，而是小儿发育的自然现象。

更兼脉乱无忧虑。

《脉经》曰：是其日数应变蒸之时，身热脉乱，汗不出，不欲食，食辄吐哯①者，脉乱无苦也。

弦急之时被气缠，

脉 缓 沉只是不消乳。

《脉经》曰：小儿脉沉者，食不消。《脉诀》云缓，非也。

紧数细快亦少苦，

虚濡邪气惊风助 脉紧乃是风痫痼。

《脉经》曰：紧为风痫。《本事方》同。今《脉诀》作"虚濡"，非。

利下宣肠急痛时，

浮人之脉归泉路。

此非《脉经》小儿脉内所述，已详解在下利微小却为生下。

《脉经》略举数脉立证，以备其书，是一脉自为一证。李晞范乃总为吐后脉证，何见之不明！且小儿吐有数等，今脉乱之吐，乃歌变蒸之候。

小儿外证十五候歌

眼上赤脉，

---

① 吐哯（xiàn 县）：指婴儿吐奶。哯，不呕而吐。

下贯瞳仁。

囟门肿起，

兼及作坑。

鼻干黑燥，

肚大筋青。

目多直视，

睹不转睛。

指甲黑色，

忽作鸦声。

虚舌出口，

啮齿咬人。

鱼口气急，

啼不作声。

蛔虫既出，

必是死形。

用药速急，

十无一生。

附录：辨奇经脉

两手脉浮之俱有阳，沉之俱有阴，阳阴皆实盛者，此为冲、督之脉也。冲、督之脉者，十二经之道路也。冲、督用事，则十二经不复朝于寸口，其人皆苦恍惚狂痴。否者，必当犹豫有两心。

两手阳脉浮而细微，绵绵不可知，俱有阴脉，亦复细绵绵。此为阴跷、阳跷之脉。此家曾有病鬼魅厥死，苦恍惚，亡人为祸。

诊得阳跷，病拘急；阴跷，病缓。

尺寸俱浮，直上直下，此为督脉。腰脊强痛，不得俯仰；大人癫疾，小儿风痫。

脉来中央浮，直上下，痛者，督脉也。动苦①腰背膝寒，大人颠，小儿痫。

尺寸脉俱牢一作芤，直上直下，此为冲脉，胸中有寒疝也。

以上原俱浮脉条下。

脉来中央坚实，径至关者，冲脉也，动苦小腹痛，上抢心，有瘕疝，绝孕，遗失溺，胁支满，烦。

横寸口边丸丸者，任脉也，若腹中有气如指，上抢心，不得俯仰，拘急。

脉来紧细实长，至关者，任脉也，动苦少腹绕脐下，引横骨，阴中切痛。

以上原俱实脉条下。

吴先生云：五脏六腑之经，分布手足，凡十二脉，鱼际下寸内九分，尺内十分者，手太阴肺经之一脉也。医者于寸关尺，辄名之曰此心脉、此肺脉、此肝脉、此肾脉，

① 动苦：常患。下同。

非也。两手三部皆肺脏脉，而分其部位，以候他脏之气焉耳。其说见于《素问·脉要精微论》，而其所以之故，则秦越人《八十一难》之首章发明至矣。是何也？脉者血之流派，气使然也。肺居五脏之上，气所出入门户也。脉行始肺终肝，而后复会于肺。故其经穴名曰气口，而为脉之大会，一身之害，必于是占焉。

附　录

诊脉早晏法

岐伯曰：诊法常以平旦，阴气未动，阳气未散，饮食未进，经脉未盛，络脉调匀，气血未乱，故乃可诊有过之脉。切脉动静，而视精明[①]，察五色，观五脏有余不足，六腑强弱，形之盛衰，以此参伍[②]，决死生之分。

机按：诊法以平旦，主无病者言，若遇有病，则随时皆可以诊，不必以平旦为拘也。于此又知前圣决死生之分，不专于脉，必须察色观形，以此相参伍也。今世专尚诊脉，而不复问其余，是不知前圣垂训之意也。故表而出之，以示警。

十二经皆有动脉，独取寸口以决五脏六腑死生吉凶之候者，然。寸口，脉之大会，手太阴之动脉也。脉行五十度，周于身，而复会于手太阴。太阴者，寸口也，即五脏六腑之终始，故取法于寸口。

机按：此以气口决死生者，谓气口为五脏主也。《难经·四难》言五脏皆以胃气为主，其脉在关上，是人之生死亦系于关上。"八难""十四难"又言人之有尺，譬如树之有根。脉有根本，人有元气，故

---

① 精明：此处指眼睛。
② 参伍：张景岳注："以三相交谓之参，以五相类谓之伍。盖彼此反观，异同互证，而必欲搜其隐微之谓。"亦即互相参照各种证候，综合分析之意。

知不死，是生死又系于尺脉也。可见寸关尺各有所归重，故越人所以错综其义也。

寸关尺

《脉经》曰：从鱼际至高骨，却行一寸，其中名曰寸口；从寸至尺，名曰尺泽，故曰尺寸。寸后尺前，名曰关。阳出阴入，以关为界。阳出三分，阴入三分，故曰三阴三阳。阳生于尺，动于寸；阴生于寸，动于尺。

机按：《难经》曰：尺寸，脉之大要会也。从关至尺，是尺内，阴之所治也。从关至鱼际，是寸内，阳之所治也。阴得尺内一寸，阳得寸内九分，故尺寸始终一寸九分，故曰尺寸也。于一寸九分之中，曰尺曰寸，而关在其中矣。"一难"言"寸口，脉之大会"，以肺朝百脉而言也。此言尺寸为脉之大要会，以阴阳对待而言也。大抵尺阴寸阳，人之一身，经络荣卫，五脏六腑，莫不由于阴阳，而或过与不及，于尺寸见焉，故为脉之大要会也。

一说古法寸部占九分，关尺部各占一寸，三部共二寸九分。若臂短者亦根据此法，则头指诊在关部，次指诊在尺部，第三指诊在间处，如何知病之所在？今但以高骨为准，揣得高骨，压中指于高骨，以定关位，然后下前后两指以取尺寸，不必拘九分一寸之说也。

五脏六腑脉所出 以轻重分脏腑

左寸，心、小肠脉所出。

重按至血脉，浮大而散者，心脉也，属脏。或谓浮涩而短，轻按至皮毛，浮滑而长者，小肠脉也，属腑。

左关，肝、胆脉所出。

重按至筋骨，沉短而弦急者，肝脉也，属脏。轻按至皮毛，弦紧而浮长者，胆脉也，属腑。

左尺，肾、膀胱脉所出。

重按至筋骨，沉而迟者，肾脉也，属脏。轻按至皮毛，沉实而稍疾者，膀胱脉也，属腑。

右寸，肺、大肠脉所出。

重按于皮肉，浮短而涩者，肺脉也，属脏。轻按至皮毛，浮短而疾者，大肠脉也，属腑。

右关，脾、胃脉所出。

重按至肌肉，缓而迟者，脾脉也，属脏。轻按至皮毛，微缓而稍疾者，胃脉也，属腑。

右尺，命门、三焦脉所出。

重按至筋骨，沉实而疾者，命门脉也，属脏。轻按至皮毛，沉实而稍疾者，三焦也，属腑。

机按：命门、三焦，配合右尺，《刊误》辩之详矣，兹不复赘，但此与《刊误》并以轻重而分诊脏腑之脉，不知何所据也。意者脏属阴，主沉；腑属阳，主浮。故以义取轻重为诊式耶？他本又谓内以候脏，外以候腑，其义亦犹此也。然考之《脉经》，及《素》《难》诸书，只论五脏之脉，于六腑之脉，虽言之而不详，六腑病脉，虽间或言之，诊法轻重亦未之及，盖谓脏脉可以兼腑欤？抑谓能知脏脉，而腑脉无劳诊欤？或病在六腑为轻，而脉无要紧耶？愚皆莫解其意也。且所论五脏脉状及六腑脉状，与下篇大不相侔，亦不知其何所本也，故著之以俟明者。

五脏平脉

心脉，浮大而散。

心合血脉，故心脉循血脉而行。持脉指法，如六菽之重。

按至血脉而得者为浮，稍稍加力，脉道粗者为大；又稍加力，脉道阔软者为散。余仿此。

机按：菽，豆也。指按如六豆之重也。

肺脉，浮涩而短。

肺合皮毛，故脉循皮毛而行。持脉指法，如三菽之重。

按至皮毛而得者为浮，稍稍加力，脉道不利为涩；又稍加力，不及本位曰短。

肝脉，弦而长。

肝合筋，故肝脉循觔①而行。持脉指法，如十二菽之重。

按至筋，脉道与筝弦相似为弦；次稍加力，脉道迢迢者为长。

脾脉，缓而大。

脾合肌肉，故脾脉循肌肉而行。持脉指法，如九菽之重。

按至肌肉，如微风轻飐柳梢之状，为缓；次稍加力，脉道敦实者为大。

肾脉，沉而软滑。

肾合骨，故肾脉循骨而行。持脉指法②，按至骨上而得者为沉，次重按之，脉道无力为软；举指来疾，脉道流利者为滑。

---

① 觔（jīn 金）：同"筋"。《淮南子·道应训》："良马者，可以形容觔骨相也。"

② 持脉指法：原作"指脉持"，据周本改。

凡此五脏平脉，须要察之，久久成熟，一遇病脉，自然可晓。经曰：先识经脉，而后识病脉。此之谓也。

六腑平脉出诊脉须知

左寸，手太阳小肠脉，洪大而紧一云洪大而长，为受盛之官，名受盛之府。

左关，足少阳胆脉，弦大而浮一云大而浮；一云乍数乍疏，乍短乍长；一云乍大乍小，乍短乍长，与祟脉无异。何以区别？然两手三部皆然，方为祟脉。今独左手关部如此，则谓之胆脉可也。胆为中正之官，名清净之府。相火胆与风肝合，脉急则为惊。

左尺，足太阳膀胱脉，洪滑而长膀胱为州都之官，名津液之府。寒水膀胱，与君火肾合。脉急则为瘕。

或曰：心脉居午，谓之君火，宜也。今肾脉居子，亦谓之君火，何义？又，命门脉为心主，居亥，谓之相火，宜也。今胆脉居寅，亦谓之相火，又何耶？《内经·天元纪论》鬼臾区曰：子午之岁，上见少阴；巳亥之岁，上见厥阴。少阴，所谓标也；厥阴，所谓终也。厥阴之上，风气主之；少阴之上，热气主之；少阳之上，相火主之。而释者谓午亥之岁为正化，子巳之岁为对化。由此言之，则心、肾皆可言君火，以其热气主之也。厥阴既主风气，而手厥阴命门不当以相火言。少阳既主其相火，则胆与三焦为相火明矣。

右寸，手阳明大肠脉，浮短而滑一云短而涩，为传道之官，名传道之府。

右关，足阳明胃脉，浮长而滑一云浮大而短，为仓廪之官，名水谷之府。燥金胃与湿土脾合。

右尺，手少阳三焦脉，洪散而急为决渎之官，名外府。

机按：以上但言六腑脉状，而诊法轻重内外俱未及论，学者宜更考之。

四时平脉

凡诊脉，须先要识时脉、胃脉与脏腑平脉，然后及于病脉时脉，谓春三月，六部中俱带弦；夏三月，俱带洪；秋三月，俱带浮；冬三月，俱带沉。

胃脉，谓中按得之，脉和缓。

脏腑平脉已见前章。凡人脏腑脉既平，胃脉和，又应时脉，乃无病者也，反此为病。

又曰：三部之内，大小浮沉迟数同等，尺寸阴阳高下相符，男女左右强弱相应，四时之脉不相戾，命曰平人。其或一部之内，独大独小，偏迟偏疾，左右强弱之相反，四时男女之相背，皆病脉也。凡脉见在上曰上病，在下曰下病，左曰左病，右曰右病。左脉不和，为病在表，为阳，主四肢；右脉不和，为病在里，为阴，主腹脏。以次推之。

三部所主附九候

诊脉之时，人臂长则疏下指，臂短则密下指。寸为阳，为上部主头项以下，至心胸之分。关为阴阳之中，为中部主脐腹肤胁之分。尺为阴，为下部主腰足胫股之分。凡此三部之中，每部各有浮、中、沉三候，三而三之，为九候也。

持脉之要有三：曰举，曰按，曰寻轻手取之曰举，重手取之曰按，不轻不重、委曲求之曰寻。初持脉，轻手候之，脉见皮肤之间者，阳也，腑也，亦心肺之应也，所谓浮按消息是也。重手取之，脉附于肉下者，阴也，脏也，亦肾肝之应也，所谓沉按消息是也。不轻不重，中而取之，脉应于血肉之间者，阴阳相适，中和之应，脾胃之候也，所谓中按消息是也。若浮中沉之不见，则委曲求之，若隐若见，则阴阳伏匿之脉也，所谓推而内之是也。三部皆然。一说左寸，浮，候左头角；中，候左胁；沉，候少阴心。

左关，浮，候小肠、胆；中，候左胁；沉，候厥阴肝。

左尺，浮，候膀胱；中，候左腰；沉，候肾。

右寸，浮，候右头角；中，候两耳目；沉，候肺。

右关，浮，候胃；中，候胸中；沉①，候脾。

右尺，浮，候三焦；中，候右腰；沉，候命门。

诊候推移指法 推而外之，消息之，内而不外，有心腹积也。推而内之，消息之，外而不内，身有热也。推而上之，消息之，上而不下，腰足清也。推而下之，消息之，下而不上，头项痛也。

左寸，外以候心，内以候膻中。左关，外以候肝，内以候膈。右寸，外以候肺，内以候胸中。右关，外以候胃，内以候脾。两尺，外以候肾，里以候腹中。是以有推而内、推而外，消息之法也。

一说左寸，推而上之，上而不下，头项痛也。推而下之，下而不上，胸胁痛也。推而内之，内而不外，心腹积也。推而外之，外而不内，眼目昏也。

左关，推而上之，上而不下，腰足清也。推而下之，下而不上，肠胃痛也。推而内之，内而不外，筋骨痛也。推而外之，外而不内，

---

① 沉：原脱，据周本补。

身有热也。

左尺，推而上之，上而不下，小肠痛也。推而下之，下而不上，足胫痛也，推而内之，内而不外，小便浊也。推而外之，外而不内，腰足痛也。

右寸，推而上之，上而不下，气喘急也。推而下之，下而不上，胸中痛也。推而内之，内而不外，咽喉痛也。推而外之，外而不内，背脊痛也。

右关，推而上之，上而不下，吐逆也。推而下之，下而不上，主下血也。推而内之，内而不外，腹有蛊也。推而外之，外而不内，肌肉痛也。

右尺，推而上之，上而不下，小腹胀也。推而下之，下而不上，足胫痛也，推而内之，内而不外，疝瘕也。推而外之，外而不内，小便秘也。

机按：消息，谓详细审察也。推，谓以指挪移于部之上下而诊之，以脉有长短之类也。又以指挪移于部之内外而诊之，以脉有双弦单弦之类也。又以指推开其筋而诊之，以脉有沉伏止绝之类也。《刊误》谓内外以指按轻重言。推有数义，故特著之，非但外以候心，内以候膻中之类也。自一说以下，所论亦无所据，姑录之，以备参考。

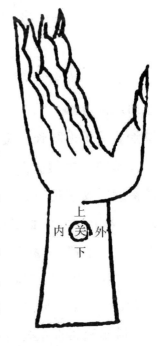

察脉，须识上、下、来、去、至、止六字。不明此六字，则阴阳虚实不别也上者为阳，来者为阳，至者为阳；下者为

阴，去者为阴，止者为阴也。上者，自尺部上于寸口，阳生于阴也。下者，自寸口下于尺部，阴生于阳也。来者，自骨肉之分，而出于皮肤之际，气之升也。去者，自皮肤之际，而还于骨肉之分，气之降也。应曰至，息曰止也。若短小而见于肌肉之间，阴乘阳也。洪大而见于肌肉之下，阳乘阴也。寸尺皆然。

诊脉，须辨表里虚实四字表，阳也，腑也。凡六淫之邪，袭于经络，而未入胃腑及脏者，皆属于表也。里，阴也，脏也。凡七情之气，郁于心腹之内，不能散越，饮食之伤，留于脏腑之间，不能流通，皆属于里也。虚者，元气之自虚，精神耗散，气力衰弱也。实者，邪气之实，由正气之本虚，邪得乘之，非元气之自实也。故虚者补其正气，实者泻其邪气。经曰所谓邪气盛则实，精气夺则虚。此大法也。

脉者，血气之先也。气血胜则脉胜，气血衰则脉衰，气血热则脉数，气血寒则脉迟，气血微则脉弱，气血平则脉治。又长人脉长，短人脉短，肥人脉沉，瘦人脉浮。性急人脉急，性缓人脉缓。左大顺男，右大顺女。男子尺①脉常弱，女子尺脉常盛。此皆其常也，反之者逆《千金翼》云：人大而脉细，人细而脉大；人乐而脉实，人苦而脉虚；性急而脉缓，性缓而脉躁；人壮而脉细，人赢而脉大。此皆为逆，逆则难治。反此为顺，顺则易治。凡妇人脉，常欲濡弱于丈夫。小儿四五岁脉，呼吸八至，细数者吉。男左大为顺，女右大为顺。

脉贵有神东垣云：不病之脉，不求其神，而神无不在也。有病

① 尺：原作"赤"，音近致误，据周本、《诊家枢要》改。下一个"尺"字同。

之脉，则当求其神之有无，如六数七极，热也；脉中有力，则有神矣，为泻其热。三迟二败，寒也；脉中有力，则有神矣，为去其寒。若数极、迟败中不复有力，为无神也，将何所恃邪？苟不知此，而遽泻去之，神将何所依而主邪？经曰：脉者，气血之先；气血者，人之神。善夫。

凡取脉之道，理各不同。脉之形状，又各非一。凡脉之来，不必单至，必曰浮而弦，浮而数，沉而紧，沉而细之类，将何以别之？大抵提纲之要，不出浮、沉、迟、数、滑、涩之六脉也浮为阳，轻手得之，而芤、洪、散、大、长、濡、弦，皆轻手而得之之类也。沉为阴，重手得之。而伏、石、短、细、牢、实，皆重手而得之之类也。迟者，一息脉二至，而缓、结、微、弱者，皆迟之类也。数者，一息脉六至，而疾、促，皆数之类也。或曰滑类乎数，涩类乎迟。然脉虽似而理则殊。彼迟数之脉，以呼吸察其至数之疏数①。此滑涩之脉，则其往来察其形状也。

机按：脉虽种种不同，而浮、沉、迟、数四脉可以统之，但识四脉，则诸脉之象可以类推。《难经》于《六难》专言浮沉，《九难》专言迟数，既以四脉为重。近世陈无择诸人亦皆言浮、沉、迟、数可统诸脉，良有旨哉。浮之有力，为洪，为长，为革；浮之无力，为芤，为虚，为微，为濡，为散，皆浮脉所统也。沉之有力，为弦，为牢，为实；沉之无力，为短，为细，为弱；沉极为伏，皆沉之所统也。迟之有力，为缓，为结；迟之无力，为涩，为代，皆迟②之所统也。数之有力，为滑，为动，为紧；数之无力，为促，皆数之所

---

① 数：周本作"密"。
② 迟：原作"沉"，据周本改。

统也。

脉之提纲，不出六字者，盖以其足以统夫表里阴阳，冷热虚实，风寒燥湿，脏腑血气也浮为阳，为表，诊为风，为虚；沉为阴，为里，诊为湿，为寒；实、迟为在脏，为寒，为冷；数为在腑，为热，为燥；滑为血有余，涩为气独滞也。人一身之变，不越乎此。能于是六脉之中以求之，则灾疾之在人者，莫能逃焉。一说浮有力主风，无力主虚；沉有力主积，无力主气；《三因方》为湿为实；沉有力主痛，无力主冷；数有力主热，无力主疮，为燥。

八段锦

第一，平铺三指阔初持脉时，不必便寻三部，且阔铺三指，从尺外臂内稍稍挪上探摸，要知皮肤端的，方可诊候三部。"十三难"曰脉数而尺之皮肤亦数等语。古人先诊视三部，然后参以尺之皮肤。尺之皮肤者，第三部尺中脉之外，臂肉内皮上也。此处不诊动脉，但探试皮肤，或数，或急，或缓，或涩，或滑，故以尺中皮肤言之。所以欲知尺之皮肤者，欲以此法先得其身之冷热，形之腴瘠，肤之疏密，则浅深内外久近之疾，可得而识也。丁氏曰：臂内数者，皮肤热；臂内急者，经络满实；缓者，肌肉消。愚故云：数，言臂肉皮肤热，便知病亦是热，皮肤不热者，病亦是不热。其他极冷与非冷非热，可以类推矣。急，言其肉实而皮急，是近病，营卫未消耗也。缓，言其肉皮宽，是久病，营卫已消耗也。涩，言皮肤不滑泽，腠理闭，无汗然也。滑，言其润滑，腠理疏，汗多然也。古人言不尽意，举此五者言之，大意可见。或者不用三指，只以一指自上至下，逐部按之，未尝不可。然不可以得尺之皮肤，不足法也。尺之皮肤，或男或女，只看一手便见。

第二，三部准高骨人两手掌后各有高骨。欲诊三部，先以中指揣得高骨，名为关上。既得高骨，微微抬起中指，以食指于高骨之前，取寸口脉。诊寸口毕，则微微抬起食指，再下中指，取关上脉。诊关上毕，复微微抬起中指，又下无名指于高骨之后，取尺中脉。诊候之时，不可正对患人，要随左右偏立两傍，慎容止，调鼻息，专念虑，然后徐徐诊候。若乖张失次，非法矣。一说，凡诊脉，以气息平定，方可下指。病者禁声勿言，医者闭息莫语，寂然敬静，绝无外听。初则浮按消息之，次中按消息之，次重按消息之，次上①竟消息之，次下竟消息之，次推指外消息之，次②推指内消息之。其详见前推移用指法。

第三，指法定宗源崔、刘二师③止以浮、沉、迟、数四脉，定风、气、冷、热四病，以概百疴。原此四者止是杂症，若卒诊伤寒外感之疾，则有不可通者。今取仲景平脉法，参以崔、刘所传，庶几并用而无遗恨。其曰浮风，沉气，迟冷，数热，此祖《诀》论杂病者也。其曰浮在表，沉在里，迟在脏，数在腑，今所定伤寒诊法也。须要知得伤寒与杂症诊法，皆须以浮、沉、迟、数四脉为宗，而又各有其类，不可混淆。必得此诀，然后可读脉书，不然，则泛无统会也。

第四，通融叶④于一以前法定得病症，又以病症参验前法，

---

① 上：原作"重"，据周本改。
② 次：原脱，据文义及周本补。
③ 崔刘二师：指崔嘉彦（1111—1191），字希范，号紫虚、紫虚道人，人称"崔真人"，南宋医学家。著作《崔真人脉诀》。刘，指北宋著名医家刘元宾，字子仪，号通真子。著有《通真子补注王叔和脉诀》。
④ 叶（xié 协）：合洽，同"协"。《老残游记》："犀牛一角叶管簐"。《新唐书》："逢吉与李程同执政，不叶。"

既因脉以知病，后随病以考脉，融会贯通，反复探讨，实得病名归一而后止。凡诊脉最难，有脉病相应者，有不相应者，有病得易愈之脉者，有治之而即瘥者，有治之而增剧者。大要以我简易，驭彼繁难；以我之一心，制彼之万变，此所谓通一举万之道也。

第五，观形勿泥形《脉经》曰：五脏各有声色臭味，当与寸口尺内相应，其不相应者病也。是知观形察色，与寸口尺内相应，此古法也。谓如色青是肝病，当得弦而急肝脉之类。然仲景法又不止察五脏色脉而已，必观其起居动静及诸外症，可以望而知之者，要当目睹心推，洞见端的，方断吉凶，岂但察五脏、别五色而已哉。

第六，闻声不在声经云：闻而知之谓之圣。亦如察色，以五脏所主相参，故曰闻其五音以别其病，此亦几于拘泥。如中风不语为入脏，然有无故而喑，脉不至，不治自愈，为气暴逆者，虽与中风不语相似，而实不同。又如伤寒谵语，为阳明病，胃中有燥屎，当下则愈，与虚病谵语，正气脱绝，精神散乱，若下之，则为重虚。此处一差，祸如反掌。又曰声重咳嗽，固为寒邪，亦有风热上壅，及劳嗽失声而为肺痿难愈之症，症①同实异。然则听声之法，岂可以宫、商、角、徵、羽之五音，而定五脏之病哉？须将患人之言语声音，与病家来请语言，及他一切旁观物议，皆当审听，入耳注心，斯乃闻声之道，非古法所能尽也。

第七，发言须当理望闻问切，谓之神圣工巧。问症本第三法，切脉本第四法②，今世道不古，以切脉反居第一，以问视为最末。抱病不惟不言，虽再三询叩，终亦不告，反谓医拙。甚至有隐

---

① 症：原作“并”，据周本改。
② 法：原作“去”，据文义改。

脉诀刊误集解

一三四

疾而困医者。医固为尔所困，不思身亦为医所困矣，果何所益哉？虽然，为医者亦须贵乎有学，大率诊视已毕。不可便指病名发言猝易，须从所得脉象说起，广引经书以为证据，然后由浅而深，说归病症，务要精当确实，不可支离狂妄。说证已毕，然后徐徐问其所苦，或论说未尽，使患者一一详告，却以彼说较吾所诊，或同或异而折衷之。如此则望闻问切四法兼全，彼我之间交相孚契，既无所惑，必收全功。

第八，慈悯济苍生孙思邈云：凡医治病，必须安神定志，无欲无求，不问贵贱贫富，视为一等，皆如至亲。亦不得瞻前顾后，自虑吉凶，护惜身命。见彼苦恼，若己有之，深加恻怆，勿避崄巇，一心救难，无存形迹。如此，可谓慈悯济苍生太医。反此，则含灵巨贼。今考斯言，切中世医之病。衡阳罗氏云：今之医者，每每毁訾前医，惊恐病家，意图厚赂，尤为不仁之甚。昔皇子病瘛疭，国医莫能治，长公主因言钱乙起草野，有异能，立召入，进黄土汤而愈。神宗问此何以能愈斯疾，对曰：以土胜水，木得其平，则风自止，且诸医治亦将愈，小臣适逢其愈。上悦其对，擢太医丞。学人能以仲阳之心为心，则善矣。愚谓医本末技，若不谋利，不计功，则为仁人。苟患得患失，则无所不至矣，况用心不仁之人，自有果报。故于诊视之中，备述孙真人、钱医丞嘉言善行，以为吾徒勉。

怪 脉

雀啄连来三五啄，

《脉经》曰：雀啄者，脉来数而疾绝，止复顿①来也。

---

① 顿：原作"须"，形近致误，据周本改。

《诊脉要诀》云：主脾元谷气已绝，胃气无所荣养。其脉来，指下连连凑指，数急殊无息数，但有进而无退，顿绝自去，良久准前又来，宛如鸡践食之貌，但数日之寿也。王叔和云：雀啄顿来而又住。

据此，云脾绝之脉。萧处厚①谓之心绝，吴仲广②谓之木脉，盖因顿木之说也。其说尤远，当以脾绝为是。

屋漏半日一点落，

《脉经》曰：屋漏者，其来既绝而止，时时复起，而不相连属也。王叔和云：屋漏将绝而复起。吴仲广云：脉来指下，按之极慢，一息之间，或来一至，若屋漏之水，滴于地上，而四畔溅起之貌，主胃经已绝，谷气空虚，立死之候。据此，云胃绝。而萧处厚又谓心肺绝，何耶？

弹石硬来寻即散，

《脉经》曰：脉来如弹石，去如解索者死③。弹④石者，辟辟⑤急也。解索者，动数而随散乱，无复次序也。萧处厚谓肺绝之脉，吴仲广谓肝绝，当以谓肾绝为正⑥。盖石乃肾之本脉，合沉濡而滑，今真脉见，如弹石，劈劈然凑指，殊无息数，死无疑矣。一说，脉来指下如坚硬之物击于石，貌劈劈然无息数。

---

① 萧处厚：即北宋医家萧世基，字处厚。吉州龙泉（今江西遂川）人。著《脉粹》一卷。

② 吴仲广：即宋代医家吴洪，字仲广。琅琊（今山东临沂、青岛、诸城、日照一带）人。著有《脉赋解义》。

③ 脉来如弹石去如解索者死：《脉经》卷三第五作"肾脉来，发如夺索，辟辟如弹石，曰肾死。"夺索，喻脉象如手中绳索脱然而去。实际是歇止脉之严重者。《太素》注："指下如索一头系之，彼头控之，索夺而去。"

④ 弹：原脱，据文意补。

⑤ 辟辟：坚硬貌。喻脉象硬实，毫不柔和。

⑥ 谓肾绝为正：原作"谓肾绝"，据周本改。

搭指散乱真解索，

解索见前弹石下。吴仲广云：解索脉者，其形见于两尺，脉来指下散而不聚，若分于两畔，更无息数，是精髓已耗，将死之候。

机按：《脉经》云来如弹石，去如解索，似通指一脉来去而言也。今此分为二脉，则与《脉经》相反矣，宜考之。

鱼翔似有一似无，

《脉经》云：鱼翔者，似鱼不行而但掉尾动头，身摇而久住者是也。王叔和云：鱼跃澄澄而迟疑掉尾。吴仲广云：脉来指下，寻之即有，泛泛高虚，前定而后动，殊无息数，宛如鱼游于水面，头不动而尾缓摇之貌，主肾与命门俱绝，卫气与荣气两亡，且占夕死。

虾游静中跳一跃。

《脉经》曰：虾游者，冉冉而起，寻复退没，不知所在，久乃复起，起辄迟而没去速者是也。王叔和云：虾游冉冉，而进退难寻。吴仲广云：脉来指下，若虾游于水面，沉沉不动，瞥然惊掉而去。将手欲趁，杳然不见，须臾于指下又来，良久准前复去，如①虾游入水之形，瞥然而上，倏然而去，此是神魂已去之候。一说，是脾胃绝也。

寄语医家仔细看，
此脉一见休饵药。

矫世惑脉论

汪机撰

夫脉者，本乎营与卫也，而营行于脉之中，卫行于脉

---

① 如：原作"又"，据周本改。

之外。苟脏腑和平，营卫调畅，则脉无形状之可议矣。或者六淫外袭，七情内伤，则脏腑不和，营卫乖谬，而二十四脉之名状，层出而叠见矣。是故风寒暑湿燥火，此六淫也。外伤六淫之脉，则浮为风，紧为寒，虚为暑，细为湿，数为燥，洪为火，此皆可以脉而别其外感之邪也。喜怒忧思悲恐惊者，此七情也。内伤七情之脉，喜则伤心而脉缓，怒则伤肝而脉急，忧则伤肺而脉涩，思则伤脾而脉结，恐则伤肾而脉沉，以至悲则气消而脉短，惊则气乱而脉动，此皆可以脉而辨其内伤之病也。然此特举其常，而以脉病相应者为言也。若论其变，则有脉不应病，病不应脉，变出百端，而难一一尽凭于脉矣。试举一二言之：张仲景云：脉浮大，邪在表，为可汗。若脉浮大，心下硬，有热，属脏者，攻之，不令发汗。此又非浮为表邪，可汗之脉也。又云：促脉为阳盛，宜用葛根黄芩黄连汤。若脉促厥冷为虚脱，非灸非温不可。此又非促为阳盛之脉也。又云：迟脉为寒，沉脉为里。若阳明脉迟，不恶寒，身体濈濈汗出，则用大承气，此又非诸迟为寒之脉矣。少阴病始得之，反发热而脉沉，宜麻黄细辛汤微汗之，此又非沉为在里之脉矣。凡此皆脉难尽凭之明验也。若只凭脉而不问症，未免以寒为热，以表为里，以阴为阳，颠倒错乱，而夭人长寿者有矣。是以古人治病，不专于脉，而必兼于审症，良有以也。奈何世人不明乎此，往往有病讳而不言，惟以诊脉而试医之能否。诊之而所言偶中，便视为良医，倾心付托，笃意委任，而于病之根源，一无所告，药之宜否，亦无所审，惟束手听命于医，因循遂至于死，尚亦不悟，深可悲夫！彼庸俗之人，素不嗜学，不识义理，固无足怪，近世士大夫家，亦未免狃①于此习，是又大可笑也。夫定静安虑格物致知，乃《大学》首章第一义。而虑者，谓处事精详；格物者，谓穷致事物之理；致知者，谓推极吾之所知。凡此数事，学者必尝究心于此矣。先正②又曰：为人子者，不可以不知医，病卧于床，委之庸医，比之不慈不孝。夫望闻问切，医家大节目也。苟于临病之际，惟以切而知之为能，其余三事一切置而不讲，岂得为知医乎？岂得为处事精详乎？岂得为穷致事物之理，而推极吾之所知乎？又岂得为父而慈，为子而孝乎？且医之良，亦不专于善诊一节。苟或动静有常，举止不妄，存心而忠厚，发言而纯笃，察病详审，处方精专，兼此数者，亦可谓之良矣。虽据脉言症，或有少差，然一脉所主非一病，故所言未必尽中也。若以此而遂弃之，所谓以二鸡子而弃干城之将③，乌可与智者道哉？姑以浮脉言之：《脉经》云：浮为风，为虚，为气，为呕，为厥，为痞，

---

① 狃（niǔ 扭）：因袭，拘泥。
② 先正：泛指前代的贤人。
③ 以二鸡子而弃干城之将：告诫世人处事要扬长避短，不要因小失大。典出《资治通鉴》：孔子嫡孙子思向卫侯推荐苟变，卫侯以苟变征税时吃了百姓两个鸡蛋，是行为不端。子思以此语劝导卫侯，意为用人之长，不拘小节。

为胀，为满不食，为热，为内结等类，所主不下十数余病，假使诊得浮脉，彼将断其为何病耶？苟不兼之以望闻问，而欲的知其为何病，吾谓戞戞乎其难矣。古人以切居望闻问之后，则是望闻问之间，已得其病情矣，不过再诊其病，看病应与不应也。若病与脉应，则吉而易医；脉与病反，则凶而难治。以脉参病，意盖如此，曷尝以诊脉知病为贵哉！夫《脉经》一书，拳拳示人以诊法，而开卷入首便言观形察色，彼此参伍，以决死生，可见望闻问切，医之不可缺一也，岂得而偏废乎？噫！世称善脉莫过叔和，尚有待于彼此参伍，况下于叔和万万者耶！故专以切脉言病，必不能不至于无误也，安得为医之良？抑不特此，世人又有以《太素》脉而言人贵贱穷通者，此又妄之甚也。予尝考其义矣：夫太者，始也，初也，如太极、太乙之太；素者，质也，本也，如绘事后素之素。此盖言始初本质之脉也。始初本质之脉，果何脉耶？则必指元气而言也。东垣云：元气者，胃气之别名。胃气之脉，蔡西山所谓不长不短，不疏不数，不大不小，应手中和，意思欣欣，难以名状者是也。无病之人皆得此脉，以此脉而察人之有病无病则可，以此脉而察人之富贵贫贱则不可，何也？胃气之脉，难以形容，莫能名状，将何以为贵贱穷通之诊乎？窃视其书，名虽《太素》，而其中论述，略无一言及于"太素"之义，所作歌括，率多俚语，全无理趣。原其初志，不过托此以为徼利之媒。后世不察，遂相传习，莫有能辨其非者。或又为之语曰："太素"云者，指贵贱穷通禀于有生之初而言也。然脉可以察而知之，非谓脉名"太素"，予曰：固也。然则"太素"之所诊者，必不出于二十四脉之外矣。夫二十四脉皆主病言，一脉见则主一病，贫富贵贱何从而察知哉？假如浮脉，其诊为风，使"太素"家诊之，将言其为风耶，抑言其为贵贱穷通耶？二者不可得兼。若言其为风，则其所知亦不过病也。若遗其病而言其为贵贱穷通，则是近而病诸身者尚不能知，安得谓之"太素"？则远而违诸身者，必不能知之也。盖贵贱穷通，身外之事，与身之血气了不相干，安得以脉而知之乎？况脉之变见无常，而天之寒暑不一，故四时各异其脉，不能必其久而不变。是以今日诊得是脉，明日诊之而或非，春间诊得此脉，至夏按之而或否。彼"太素"者，以片时之寻按，而断人一生之休咎，殆必无是理。然纵使億则①屡中，亦是捕影捉蛇，仿佛形象，安有一定之见哉！噫，以脉察病，尚不知病之的，而犹待于望闻问切，况能知人之贵贱穷通乎！使脉而能知贵贱穷通，则周公之《易》、邵子之《数》、希夷之《相》、子平之《命》，皆不必作矣，何圣人之不惮烦也，何后世不从其脉之简便，而犹以卜占风鉴星命，而谈不绝口哉？且脉肇于岐黄，演于秦越，而详于叔和。遍考《素》《难》《脉》经，

---

① 億则：底本、周本均作"億则"，意为"臆测"，形近致误，存疑。

并无一字语及此者，非隐之也，殆必有不可诬者矣。若果如"太素"所言，古人当先为之矣，又何待后人之驰骋耶？巢氏曰：《太素脉》者善于相法，特假《太素》以神其术耳。诚哉言也，足以破天下后世之惑矣。又有善伺察者，以言餂人，阴得其实，故于诊按之际，肆言而为欺罔。此又下此一等，无足论也。虽然，人禀天地之气以生，不能无清浊纯驳之殊。禀气之清者，则必形质清，血气清，而脉来亦清。清则脉形圆净，至数分明。吾诊乎此，但知其主贵与富而已。若曰何年登科，何年升授，何年招财，何年得子，吾皆不得而知矣。禀气之浊者，则必形质浊，气血浊，而脉来亦浊。浊则脉形重浊，至数混乱。吾诊乎此，但知其主贫与贱而已。若曰某时招晦，某时失财，某时损妻，某时克子，吾亦莫得而知矣。又有形浊而脉清者，此谓浊中之清，所主得意处多，而失意处少也。质清而脉浊者，此谓清中之浊，所主失志处多，而得志处少也。又有形不甚清，脉不甚浊，但浮沉各得其位，大小不失其等，亦主平稳而无大得丧也。富贵而寿，脉清而长；贫贱而夭，脉浊而促。其或清而促者，富贵而夭也；浊而长者，贫贱而寿也。其他言有所未尽，义有所未备，学者可以准此而类推。是则吾之所谓以脉而知人富贵穷通者，一本于理而论也，岂敢妄为之说以欺人哉！噫，予所以著为是论者，盖以世之有言《太素脉》者，靡不翕然①称美，不惟不能以理折，又从而延誉之于人，纵使其言有谬，阴又与之委曲而影射，此所谓误己而误人者也，果何益之有哉？又有迎医服药者，不惟不先言其所苦，甚至再三询叩，终于默默。至有隐疾而困医者，医固为尔所困，不思身亦为医所困矣。吁，可慨也夫！此皆世之通患，人所共有，故予不得不详论之，以致夫叮咛之意，俾聋瞽者或有所开发焉。孟子曰：予岂好辩哉，予不得已也。

经曰：春伤于风，夏生飧泄；夏伤于暑，秋必痎疟；秋伤于湿，冬生咳嗽；冬伤于寒，春必病温。王安道注曰：四气之伤人，人岂能于未发病之前，预知其客于何经络、何脏腑，而成何病乎？及其既发病，然后可以诊候，始知其客于某经络、某脏腑，成某病耳。飧泄也，痎疟也，咳嗽也，温病也，皆是因其发动之时，形诊昭著，乃逆推之，而知其昔日致病之原，为伤风，伤暑，伤湿，伤寒耳，非是初受伤之时，能预定其必为此病也。

机按：四气所伤，入于皮肤之内，藏于经脉之中，宜其见于动脉，可以诊候而知也。而王氏所论，尚谓病若未发，难以诊候而知，彼富贵贫贱，天之命也，身外事也，非若邪气入于皮肤，藏于血脉也，乌可以脉而知之乎？王氏此论，足以破《太素》之谬矣，故并附之，以示来者。

① 翕然：一致。

论涩脉弦脉_{出丹溪}

脉之状不一，大率多兼见。人之病有四：曰寒，曰热，曰虚，曰实。故学诊者亦必以浮、沉、迟、数为之纲，以察病情。初学者又以浮数为热，为有余；沉迟为寒，为不足。其间最难体认者，涩脉也；最费调治者，弦脉也。涩脉细而迟，往来难，且散，又曰短而止，皆是不足之象。得此脉者，固为寒，为湿，为血少，为气多，为污血，然亦有病热与实者，不可不知。或因多怒，或因忧郁，或因厚味，或因补剂，或因无汗，气腾血沸，清化为浊，老痰宿饮，胶固杂揉，脉道阻涩，亦见涩状。若重取至骨，来似有力且带数，以意参之于证，验之形气，但有热证，当作实热可也。医于指下见有不足之象，便以为虚为寒，用药热补，误人多矣。弦为春令之脉，非春时而见木为病也。五脏更相制伏，以防其太过。木为病，则肝邪盛矣。肝之盛，金之衰也；金之衰，火之炎也；火之炎，水之弱也。金不足以制木，则土病矣。考之诸家，皆曰弦者虚也，为反胃，为痛。沉弦为悬饮，弦长为积病。弦紧而细主癥，弦而伏主癥不治，弦急为腹痛，弦而钩主蜚尸①，弦小主寒痹，弦而大主半产漏下，亡血失精。双弦

---

① 蜚（fēi 飞）尸："蜚"通"飞"。《史记·周本纪》："麋鹿在野，蜚鸿满野。"《楚世家》："三年不蜚，蜚将冲天。"《巢氏病源》卷二十三尸病诸候："飞尸者，发无由渐，忽然而至，若飞走之急疾，故谓之飞尸。"

为寒，双弦而迟为心下坚。偏弦为饮。左寸弦，头痛；右寸弦，水走肠胃；左关弦，怒而血聚；右关弦，寒痛，四肢拘急。趺阳弦，肠痔下血；尺中弦，小腹痛，白肠挺核①。率是木邪风气，土极土败为病，先哲常言之矣。惟金因火伏，木寡于畏之论，尚未发明。倘非滋水以降火，厚土以养金，加以行湿散风导郁，为之辅佐，邪何由去，病何由安？况弦脉为病甚多，而治法又有隔二隔三之远，故不容不辨。若曰不然，夫弦属阳，而仲景列于五阴之数。至于叙六残贼②之脉，又以弦为之首，涩为之终，其意可见。又云痈疽而得浮洪弦数，气病脉也，岂可据此作热论？沉细弱涩，血病脉也，岂可据此作寒论？此万病之根本，非特痈疽而已。

机按：丹溪论涩弦二脉，及痈疽之脉主病，与诸家所主大不相侔。夫脉藏于血脉之中，形之于脉，宜其同也。何脉同而病异耶？此脉所以难凭，务须观形而审证也。噫，脉本以察病，而病尚难以脉决，彼富贵贫贱，乃外来假设之事，非藏于血脉中也，所谓赵孟所贵，赵孟能贱③，岂得形之于脉而可以诊之乎？

---

① 白肠挺核：原作"日肠捷核"，形近之误，据《脉经》卷九第七改。白肠挺核，指子宫脱垂。"白肠"即子宫。

② 残贼："残""贼"为同义复词，义均为伤害，败坏，如《孟子·梁惠王下》："贼仁者谓之贼，贼义者谓之残。"此处指脉象反映的病势。

③ 赵孟所贵赵孟能贱：意指人的尊贵为身外之物，可以获得，也可以失去。典出《孟子·告子上》："赵孟之所贵，赵孟能贱之。"赵孟，指晋国上卿赵盾，字孟。赵盾及其后代执掌晋政，权势熏天。赵氏家族可以给人尊贵，也可以随时夺去尊贵，成为贫贱。

脉大必病进论出丹溪

脉，血之所为，属阴。大，洪之别名，火之象，属阳。其病得之于内伤者，阴虚为阳所乘，故脉大，当作虚多治之。其病得之于外伤者，邪客于经，脉亦大，当作邪胜治之。合二者而观之，皆病症方长之势也，谓之病进，不亦宜乎？

机按：脉之大一也，内伤得之，为虚多；外伤得之，为邪胜，便要审证。如此分别，不知太素家诊得此脉，亦将审其贵贱，而如此分别否乎？

脉　说出东坡

脉之难也，尚矣。至虚有实候，大实有羸状，差之毫厘，疑似之间，便有死生祸福之异，可不慎欤！病不可不谒医，医之明脉者，天下盖一二数，亦因其长而护其短耳。士大夫多秘所患，求诊以验医之能否，使索病于冥漠之中，辨虚实冷热于疑似之间。医不幸而失，终不肯自谓失也。则巧饰遂非，以全其名。至于不救，则曰是固难治也。间有谨愿者，虽或因主人之言，复参以己之所见，两存而杂治，以故药之不效，此世之通患，而莫之悟也。吾平生求医，盖于平时默验其工拙，至于有疾而求疗，必先尽告以所患，使医了然知患之所在，虚实冷热，已定于中矣。然后求诊，则脉之疑似不能惑也。故虽中医①，治吾病常愈。吾求疾愈而已，岂以困医为事哉？

　　机按：东坡，有宋名人，尚不使医索病于脉者，盖以脉虚而病实者，脉实而病虚者，脉有不相应故也。吁，病且难凭于脉，而欲凭脉知富贵贫贱，宁不为东坡笑耶？

---

　　① 中医：医术中等的医生。

书刻《脉诀刊误》后

岁辛巳冬，先君卧疾时，医遍索未有能审脉理而用药切中者，越明年春卒，抱恨终天。一日过独善园，程确斋先生示予《脉诀刊误》二卷，挟归遍阅，乃知为元儒戴君同父所著，其详见吴先生草庐所为序，而乡先达翰林学士朱枫林先生实手抄之。医家之有此，犹吾儒之有《近思录》也，《素》《难》之精华，《脉经》之旨要，悉于此乎。在庸医鲜见，间有见者，亦漠然不知所究心，医道之不明有由然哉！祁门汪君省之旧，得此书，尝加注意，暇日伐讹补缺，可无遗恨，有志于医道者，能究心乎是，则于《素》《难》《脉经》之讲求，如车之行陆，舟之济川，无难矣。汪君复取诸家论脉之要语及所撰《矫世惑脉论》以附于后，又如车之有轮，舟之有楫，随吾意向而无所不到，辨生死于疑似，起沉痼于俄顷，其视尝试侥幸获效于偶尔者，相去远矣。遂捐赀刻之，以公于天下，庶业医者得有所持循，而欲起亲之疾者亦得免谬误，其为仁人孝子之助又岂少哉？刻完敬识。

校注后记

　　《脉诀刊误集解》，又名《脉诀刊误》，二卷，元·戴起宗撰。戴氏认为当时流传颇广的高阳生《脉诀》，内容虽较通俗，又是歌诀，但其中不免语意不明，立意偏异，并存在不少错误。遂以《内经》《难经》以及张仲景、华佗、王叔和及历代各家的有关论述，对《脉诀》原文考核辨妄，详为订正，观点颇多可取。惜未得广泛流传，后经明·汪机于1523年予以补订，并将所集诸家脉书要语及自撰《矫世惑脉论》附录于后。本书实为戴、汪两人著作的合刊。

一、作者生平与著作

　　戴起宗，又作启宗，字同父，金陵（今江苏南京）人，元代医家和内丹家。对其生平记载的文献不多，其生卒年代不详。戴氏为官龙兴路儒学教授，于医理钻研颇深，尤对脉学有较深造诣，曾撰有《脉诀刊误》，以纠俗传《脉诀》之误，流行颇广，另有《活人书辨》未见刊行。又为内丹家，力主阴阳双修，考订翁葆光《悟真篇注》，使之流布。撰有《紫阳真人悟真篇注疏》八卷，收入《道藏》。至顺年间（1330—1332）作《悟真篇辨》，对内丹派源流作说明，认为张伯端传法广益子（刘永年），广益子传于翁葆光。

新安医学奠基人汪机（1463—1539），字省之，别号石山居士，祁门城内朴墅人。其家世代行医，祖父汪轮、父亲汪渭均为名医。汪机少时勤攻经史，后因母长期患病，其父多方医治无效，遂抛弃科举功名之心，随父学医。他努力钻研诸家医学经典，取各家之长，融会贯通，医术日精，很快便青出于蓝而胜于蓝。不仅治愈了母亲头痛呕吐的疾病，且"行医数十年，活人数万计"，医学著述十余部。《明史·李时珍传》说："吴县张颐、祁门汪机、杞县李可大、常熟缪希雍，皆精医术"，为当时名冠全国的4位医学大师。

二、版本情况

戴氏原著当时未得广泛流传，元末朱升于"乙巳秋（1365）得之于金陵郝安常伯，即借而传抄之。慨于光阴有限，故不及全而节其要云"。朱氏后人秘而藏之，不轻易示人，朱升的节抄本也长期不得刊行。汪机闻之后，"备重赀，不远数百里往拜其门，手录以归"，然后"补其缺而正其讹，又取诸家脉书要语及予（汪机自称）所撰《矫世惑脉论》附录于后，以扩《刊误》未尽之旨。"书成后，因乏资未即刊行，"藏之巾笥"有年。直至嘉靖元年（1522）得到程师鲁的帮助，由吴子用捐资而付剞劂。其实，据汪机自序，刻成不能早于嘉靖二年（1523）。本书刊行后即有单行本，也收于其他医家著作之中。据《中医图书联合目录》记载，单行本见有：明嘉靖二年癸未

（1523）刻本、明万历二十四年丙申（1596）刻本、明崇祯六年癸酉（1633年）汪邦铎刻本、明刻本（不著年代）、日本宽永九年（1632）刻本、日本宽永十九年壬午（1642）刻本、清道光十九年己亥（1839）钱熙祚刻守山阁丛书本、清光绪十七年辛卯（1891）池阳周学海校刻周氏医学丛书本、清光绪二十年甲午（1894）图书集成印书局铅印本、清光绪二十二年丙申（1896）励志斋刻本、清宣统元年己酉（1909）借月山房刻本、清刻本（不著年代）、上海石竹山房石印本、1935年上海大东书局影印指海本、1938年上海卫生出版社铅印本、1958年上海科技卫生出版社铅印本、1959年上海科学技术出版社铅印本。其他丛书中收录本书的有：汪石山医书八种、四库全书本、格致丛书本、丛书集成初编本。

目前早期的"嘉靖本"及稍后的明万历二十四年（1596）刻本均难以寻找，故本次校注以明崇祯六年（1633）汪邦铎重刻本作为底本。汪邦铎为汪机嫡孙，其刻本距初刻之时近百年，字迹清楚，为本书早期刊本。

三、学术成就

1. 辨《脉诀》之误

《脉经》的问世，使医者认识到脉学在临床中的重要作用，研习脉学，精通脉法，成了每个医生的迫切追求。但苦于《脉经》文理深奥，且多是《内》《难》及仲景原文，一般医生难于理解。这时，托名王叔和为作者的《脉诀》一书营运而生。该书相传为六朝人高阳生所撰，因其于宋朝才开始广为传颂（恐与活字印刷术的发明有关），故又被认为是五代或北宋人的伪作。

考《隋书·经籍志》载王叔和《脉经》十卷，《唐志》并同，而无所谓《脉诀》者。吕复《群经古方论》曰，《脉诀》一卷，乃六朝高阳生所撰，托以叔和之名，立七表、八里、九道之说。通真子刘元宾为之注，且续歌括附其后。《脉诀》以歌括的形式论述脉法，其主要内容有：①脉赋（脉法总论）；②诊脉入式歌；③五脏六腑脉歌；④七表八里九道脉歌；⑤左右手诊脉歌；⑥诊杂病生死脉候歌；⑦察色观病人生死候歌；⑧妇人脉歌；⑨小儿脉歌。计有歌括二百余首，基本能满足一般医生的临床需要。加上文字通俗易懂，且有韵语，便于诵读记忆，故深受初学者或普通临床医生的欢迎，历经宋、元、明三朝共约六百年间，为多数医生广为诵读、应用，对脉法的普及起了很大的推动作用。其书自宋以来屡为诸家所攻驳，然泛言大略，未及一一核正其失。由于《脉诀》浅显易诵，故医界仍相传习，但惜语意不明，论理有偏，戴氏遂引证《内经》《难经》，以及秦越人、张仲景、华佗、王叔和等历代名家之说以证之。在《脉诀》的歌括后，辨其谬误，以正本源。明嘉靖年间，祁门汪机刊之，又以诸家脉书要语类及所撰《矫世惑脉论》并附录于后。

《脉诀刊误》对《脉诀》在脉形描述、脉体主病等方面的谬误，亦一一予以更正。如《脉诀》对芤脉的描述为：“芤者为阳也，指下寻之两头即有，中间全无曰芤。主淋沥气入小肠。歌曰：指下寻之中且虚，邪风透入小肠居，患时淋沥兼疼痛，大作汤丸必自除。”戴氏更正曰：“诸家论芤皆为失血之诊，今曰邪风入小肠而淋沥，非其证也，盖是尿血之证矣。芤，草名，其叶类葱，中心虚空，故以指按芤草叶喻失血之脉。芤之名不见于《内经》，又曰安卧脉盛谓之脱血；至仲景《伤寒论》曰：脉弦而大，弦则为减，大则为芤，减则为寒，芤则为虚，虚寒相搏，此名为革。亦未尝以芤为定名，但附见于革；至王叔和始立芤脉。《脉经》曰：芤脉，其象两边似有，中间全无。今《脉诀》乃曰两头则有，中间全无，则误矣。夫尺脉上不至关为阴绝，寸口下不至关为阳绝，若两头似有中间全无，则是阴阳绝脉也，安得为芤脉乎！经曰：营行脉中是血在脉中行，脉以血为形，血盛则脉盛，血虚则脉虚，故芤脉中空者，血之脱也。芤脉先举指时浮大而软，因按而中空。今《脉诀》首言指下寻之，非也。仲景曰：脉浮而紧，按之反芤，其人本虚；若浮而数，按之不芤，此人本不虚。是皆于按上以见芤脉。寻者，在浮举沉按之间耳。”将《脉诀》的谬误，从芤脉的形成机理、名称来源、脉体主病以及脉形指感、取脉方法等诸多方面，引经据典，批驳详尽，使读者茅塞顿开，得益匪浅。他如对《脉诀》动脉为阴、弦脉为阳等错误说法的批驳，也皆同此。

2. 创分、合、偶、比、类五字脉学研究法

戴氏创分、合、偶、比、类五字脉学研究法，提出研究脉学要详细分析脉象求其博，综合归类得其约，更进一步从脉象的性状中作对偶与比较的分析，这样才"庶无惑矣"。其内容简要介绍如下：

分：有脉之形分——脉各有形状，当先明辨，便了然不疑。如举有按无为浮，按有举无为沉之类；有脉之证分——各脉均有主证，须分清楚。如寸浮中风头痛之类，不杂他脉，独主证。如此则辨之于毫厘之间，使其形不相混。

合：有合众脉之形为一脉者，如似沉似伏实大长弦为牢脉，极软浮细之合为濡脉之类；有合众脉之形为一证者，如浮缓为不仁，浮滑为饮等。有二脉合者，有三四脉合者。大抵独脉见为证者鲜，参合众脉为证者多。且一脉虽独见，而为证亦不一，如浮为风，又为虚，又为气，各不同，此又一脉之证合也。必备而论之，以证相参。

偶：脉合阴阳，必有偶对，以相鉴别。浮沉者脉之升降也，迟数者脉之快慢也，虚实者脉之刚柔也，长短者脉之盈缩也，滑涩者脉之通滞也，洪微者脉之盛衰也，缓急者脉之紧慢也，动伏者脉之出处也，结促者因止以别阴阳之盛也。共列举出九组相对偶的脉象。

比：比者以明相类之脉。比其类而合之，辨其异而分之。《脉经》相类之脉有浮芤、弦紧、滑数、沉伏、微涩、

软弱、缓迟、革实八组;《千金方》云牢与实类;《脉诀刊误》细详之,曰弦细、芤虚、濡芤、洪散、牢伏、洪实皆相类。有数脉相类者,如涩、促、结、代,微、细、濡、弱、涩等。但细辨之,相类脉之间有着明显的区别,如微、细俱小,而微脉无力也。

类:众脉阴阳各以类从,其脉大、长、实、浮、芤、滑、洪、急、促、坚、强者,皆属阳;其脉细、短、虚、软、沉、结、伏、涩、微者,皆属阴;阳搏阴为弦;阴搏阳为紧;阴阳相搏为动;虚寒相搏为革;阴阳分离为散;阴阳不续为代。

3. 诊病宜四诊合参,不可拘泥于脉

附录载有汪机采集诸家之说以论诊脉之法,并著《矫世惑脉论》以针砭时弊。汪氏指出诊脉之时既要知其常,也要知其变。"夫脉者本乎营与卫也,而营行于脉之中,卫行于脉之外也,苟脏腑和平,营卫调畅,则脉无形状之可议矣。"如外伤六淫之脉,则浮为风,紧为寒,虚为暑,细为湿,数为燥,洪为火;内伤七情之脉,喜则伤心而脉缓,怒则伤肝而脉急,忧则伤肺而脉涩,思则伤脾而脉结,恐则伤肾而脉沉,悲则气消而脉短,惊则气乱而脉动,此皆为常。然亦有变者。如张仲景云:脉浮大,邪在表,为可汗;若脉浮大,心下硬,有热,属脏者,攻之,不令发汗,此又非浮为表邪,可汗之脉也。因此,若只凭脉而不问症,未免以寒为热,以表为里,以阴为阳,颠倒错乱，而夭人长寿者。是以古人治病，不专于脉，而必兼于审症，良有以也。

根据当时病人往往有病讳而不言，惟以诊脉而试医之能否的现象，汪氏痛心疾首，指出若"诊之而所言偶中，便视为良医，倾心付托，笃意委任，而于病之根源，一无所告，药之宜否，亦无所审，惟束手听命于医，因循遂至于死，尚亦不悟，深可悲夫。"且"庸俗之人，素不嗜学，不识义理，固无足怪，近世士大夫家，亦未免狃于此习，是又大可笑也。"汪氏认为，医之良，亦不专于善诊一节，苟或动静有常，举止不妄，存心而忠浓，发言而纯笃，察病详审，处方精专，兼此数者，亦可谓之良矣。虽据脉言症，或有少差，然一脉所主非一病，故所言未必尽中也。古人以切居望闻问之后，则是望闻问之间，已得其病情矣。不过再诊其脉，看病应与不应也，若病与脉应，则吉而易医；脉与病反，则凶而难治，以脉参病，意盖如此。

而对于《太素脉秘诀》中以脉决人之贵贱穷通者，汪氏提出坚决的反驳，认为"此又妄之甚也"。并指出"窃视其书，名虽《太素》，而其中论述，略无一言及于'太素'之义，所作歌括率多俚语，全无理趣，原其初志，不过托此以为侥利之媒。后世不察，遂相传习，莫有能辩其非者。""盖贵贱穷通，身外之事，与身之血气了不相干，安得以脉而知之乎？况脉之变见无常，而天之寒暑不一，故四时各异其脉，不能必其久而不变，是以今日诊得是脉，明日诊之而或非；春间诊得此脉，至夏按之而或否。彼'太素'者，以片时之寻按，而断人一生之休咎，殆必无是理。然纵使億则屡中，亦是捕影捉蛇，仿佛形象，安有一定之见哉。"

四、《脉诀刊误集解》评析

由于《脉诀》只讲脉法及其临床应用，很少谈及脉理，故宋之后的历代名医多曰其"词最浅鄙""遂委弃而羞言之"。对于《脉诀》中的某些提法，历代都有医家提出异议。如元代滑伯仁、朱丹溪，明代徐春甫、张世贤，清代王邦贤等，而以元代戴起宗（字同父）的《脉诀刊误》批驳最详，对后世影响最大。戴以《内》《难》及华佗、仲景、叔和之言明辨脉理，以补《脉诀》之不足，使后学者免遭用法弃理之弊；以历代名医之说，字剖句析，正《脉诀》之谬误；又述诸家所解，集长变短。如对《脉诀》七表（浮、芤、滑、实、弦、紧、洪）、八里（微、沉、缓、涩、迟、伏、濡、弱）、九道（长、短、虚、促、结、代、牢、动、细）的脉象分类方法批驳说："脉不可以表里定名也，唯浮、沉二脉可以表里论。黄、岐、越人、仲景、叔和皆不言表里，《脉经》王氏所作，无七表、八里、九道之名，今《脉诀》窃托叔和之名，其论脉却悖于《脉经》。自六朝以来，以七表、八里、九道为世大惑，未有言其非者。王裳著《阐微论》，谓《脉诀》论表不及里，于脉之形状大有发明，至于表里则不言其非，尚拘拘增数、长二脉为九表，加短、细二脉为十里，以九与十为阴阳数之极。呜呼，脉之变化固从阴阳生，然安可以名数拘之哉！从来之论脉有以浮沉、长短、滑涩为三阴三阳者；有以大小、滑涩、浮沉可以指别者；有以大、浮、数、动、滑为阳，沉、涩、弱、弦、微为阴者；有以按尺寸，观浮、沉、滑、涩而知病所生以治者。是皆以阴阳对举而互见也，未尝云七表、八里、九道也。但七表、八里、九道果可以尽脉之数乎？《内经》曰鼓、曰搏、曰喘、曰横、曰急、曰躁，仲景曰傺、卑、荣、章、纲、损，曰纵横逆顺，岂七表、八里、九道之能尽也。然其名虽异，实不出乎阴阳，故脉当以阴阳察形，不当以表里定名。《内经》曰脉合阴阳，又曰善诊者察色按脉先别阴阳。诸脉因浮而见者皆云表，不拘于七表；诸脉因沉而见者，皆云里，不拘于八里；沉而滑亦曰里，浮而涩亦曰表。"据理论述了脉当以阴阳分类，批驳了七表、八里、九道分类方法既不合《内》《难》经旨，又不符仲景、叔和之说，更不适合于临床运用。但因世人误认为《脉诀》是叔和的著作，故未有言其非者。自戴氏批驳之后，此说渐衰。但直到明代，尚有提及者，可见《脉诀》影响之深远，确有批驳的必要。

书中有论有辨，论据切实，博采众长，观点颇多可取之处，学习者不但可以丰富脉学上的知识，更可获得较正确的观点。此书二卷，后有附录。卷上论诊候入式歌、五脏歌、左右手分诊五脏四时脉歌、左手寸口心脉歌、左手关部肝脉歌、左手尺部肾脉歌、右手寸口肺脉歌、右手关上脾脉歌、右手尺部肾脉歌以及七表、八里、九道，主要阐述了三部九候及诸脉体状及主病。卷下载分合偶比类说、诊杂病生死候歌、诊暴病歌、形脉相反歌、诊四时病五行相克歌、诀四时五邪歌、伤寒歌、阳毒阴毒歌、诊诸杂病生死脉候歌、察色观病人生死候歌、论五脏察色候歌以及妇人有妊、杂病生死、心腹急痛、倒仆损伤、伤寒、产后诸疾、小儿诸疾的脉证和治疗。附录为明代汪机所撰诊脉法。载有诊脉早晏法、寸关尺、五脏六腑脉所出、五脏平脉、六腑平脉、四时平脉，三部所主、八段锦、怪脉等内容。此书除对每一脉象的体状、诊法和主病均作了详细解释说明之外，戴氏对《脉诀》谬误之处，详为纠正，其论述中肯，有理有据。自此之后，《脉诀》的伪妄始明于世。脉学亦正式开辟了争鸣园地，使脉理越辨越明，脉法越究越精。

此书虽为脉学专著，但作者并不专执一端，他说："诊脉以知内，参以问证察言观色以知外，则可耳"，示人诊病宜四诊合参。由于本书年代已久，作者受当时历史条件的限制，书中亦夹有迷信色彩之内容，后来学者当加以鉴别。

戴氏将《脉诀》中应刊改的文字加黑圈志之，不作删改，以存《脉诀》原貌。可见其治学态度之严谨。

总 书 目

本　草

药征

药鉴

药镜

本草汇

本草便

法古录

食品集

上医本草

山居本草

长沙药解

本经经释

本经疏证

本草分经

本草正义

本草汇笺

本草汇纂

本草发明

本草发挥

本草约言

本草求原

本草明览

本草详节

本草洞诠

本草真诠

本草通玄

本草集要

本草辑要

本草纂要

识病捷法

药性提要

药征续编

药性纂要

药品化义

药理近考

食物本草

食鉴本草

炮炙全书

分类草药性

本经序疏要

本经续疏证

本草经解要

青囊药性赋

分部本草妙用

本草二十四品

本草经疏辑要

本草乘雅半偈

生草药性备要

芷园臆草题药

类经证治本草

神农本草经赞

神农本经会通

神农本经校注

药性分类主治

艺林汇考饮食篇

本草纲目易知录

汤液本草经雅正

新刊药性要略大全